La cucina Sobrangpagkain

Masarap at masustansiyang mga recipe para sa pinakamainam na kalusugan. Tuklasin ang lakas ng Sobrangpagkain at ibahin ang anyo ng iyong kalusugan sa 100 madaling gawing resipe na ito

Ismael Bravo

Copyright Material ©2023

Lahat ng Karapatan ay Nakalaan

Kung walang wastong nakasulat na pahintulot ng publisher at may-ari ng copyright, ang aklat na ito ay hindi maaaring gamitin o ipamahagi sa anumang paraan, hugis, o anyo, maliban sa mga maikling sipi na ginamit sa isang pagsusuri. Ang aklat na ito ay hindi dapat ituring na kapalit ng medikal, legal, o iba pang propesyonal na payo.

TALAAN NG MGA NILALAMAN

TALAAN NG MGA NILALAMAN	**3**
PANIMULA	**8**
SUPERFOOD BREAKFAST	**10**
1. Malambot na Hotcake na may Açaí Berry Sauce	11
2. Mga waffle na may sarsa ng Açaí-berry	14
3. Sinigang na Ashwagandha na may plum compote	17
4. Ashwagandha at Turmeric Banana Pancake	20
5. Ashwagandha-Goji-Oats	23
6. Goji Berry Oats	25
7. Sinigang na Apple, Goji, at Nut	27
8. Sprouted Oatmeal na may Goji Berries	29
9. Ashwagandha Bircher Muesli	31
10. Sinigang na Ashwagandha Chai	33
11. Chocolate Granola	35
12. Sinigang na Ashwagandha	37
13. Chinese Tea Egg	40
14. Açaí Overnight Oats	43
15. Açaí French Toast Bites	45
16. Açaí Hot Chocolate	47
SUPERFOOD TEA	**49**
17. Goji berry tea	50

18. Chrysanthemum Tea With Goji	52
19. Goji berry at damiana tea	54
20. Rosehip at bilberry tea	56
21. Goji Red Date Fruit Tea	58
22. Goji Berry Ginger Tea	60
23. Apple, Goji Berry, at Honey Tea	62
SUPERFOOD SNACKS	**64**
24. Açaí Berry Yogurt Bark	65
25. Chocolate Bark na may Goji Berry	67
26. Goji Berry Fat Bombs	69
27. Goji berry protein balls	71
28. Goji Berry at White Chocolate Bark	73
29. Coconut Goji Berry Balls	75
30. Goji Coconut Almond Triangles	77
31. Açaí Energy Ball	79
32. Mga Açaí Bar	81
33. Ashwagandha Hazelnut Squares	84
34. Ashwagandha cashew bar	86
35. Nut butter at coconut balls	89
36. Date Truffles	91
37. Ashwagandha Trail Mix	93
38. No-Bake Energy Balls	95
39. Ashwagandha Healthy Balls	98

40. Cacao Ashwagandha Almonds	100
41. Kagat ng Protein ng Cacao	103
42. Peppermint Chocolate Bark	105
43. Açaí Maqui Berry Bars	107
44. Chocolate AÇAÍ Truffle Bites	110
45. Açaí-Chocolate Covered Saging	112
46. Butternut Crostini na may Açaí Drizzle	114
SUPERFOOD BOWLS	**116**
47. Açaí Bowl na may Cabbage Microgreens	117
48. Açaí Bowl na may Brazil nuts	119
49. Coconut Quinoa Breakfast Bowls	121
50. Mga Mangkok ng Squash Goji	124
51. Ang superfood Yogurt Bowl	126
52. Açaí Bowl na May Saging at Niyog	128
53. Açaí Cherry Smoothie Bowl	130
54. Açaí bowl na may Sea moss	132
55. AÇAÍ Mango Macadamia Bowl	134
56. Green AÇAÍ Bowl na may Prutas at Berries	136
57. Bitamina Boost AÇAÍ Bowl	138
SUPERFOOD SALADS	**140**
58. Fruit Salad na may Açaí Berry-Quark	141
59. Mango at Avocado Salad na may Açai Berry Vinaigrette	143

60. Green Salad na may Açaí Berry Dressing — 145
61. Summer Salad na may Açaí Vinaigrette — 148
62. Rainbow Chard with Goji Berries and Pistachios — 150
63. Goji Avocado Walnut Citrus Salad — 152
64. Goji With Aloe Vera Dressing — 154
65. Fall Salad na may Goji Berries — 156
66. Salmon, asparagus, at goji berry salad — 158
67. Beef Salad na may Adobo na Goji Berries — 161

SUPERFOOD SOUPS — 164

68. Chicken, Ginger, at Goji Berry Soup — 165
69. Pork Soup na may Goji at Daikon — 168
70. Spinach Soup na may Goji — 170
71. Pulang lentil na sopas na may goji berries — 172
72. Lasing na Hipon na may Goji Berries — 175

SUPERFOOD DESSERT — 178

73. Açaí Sorbet — 179
74. No-Bake Blackberry at Açaí Berry Cake — 182
75. Açaí Popsicles — 185
76. Vegan Açaí Berry Cake — 187
77. Saging at açai ice-cream — 190
78. Açaí chocolate mousse — 192
79. Açai Chia Pudding — 195

80. Goji Beet Coconut Ice Cream	197
81. Berry Frozen Yogurt Nilagyan ng Goji	199
82. Vanilla Goji Berry Ice Cream	201
83. Goji, Pistachio, at Lemon Tart	203
84. Goji Berry Cupcake na may Chocolate Ganache	206
85. Chocolate Goji Banana Pops	209
86. Açaí Berry Pie	212
87. Açaí Banana Bread	215
88. Raw Açaí Brownies	218
SUPERFOOD DRINKS	**221**
89. Minty Açaí Cocktail	222
90. Bourbon Açaí Cocktail	224
91. Strawberry Açaí Rosé Spritzer	226
92. Asul na Martini Açaí Cocktail	228
93. Caipirinha Açaí Cocktail	230
94. Ginger Açaí Cocktail	232
95. Açaí Gin at Tonics	234
96. Raspberry, Riesling at Açaí Cocktail	236
97. Cherry Vanilla Smoothie	238
98. Goji at Chia Strawberry Smoothie	240
99. Pinaghalong Goji Berry Smoothie	242
100. Goji, mangga at baobab smoothie	244

KONGKLUSYON 246

PANIMULA

Maligayang pagdating sa La cucina Sobrangpagkain , kung saan matutuklasan mo ang hindi kapani-paniwalang kapangyarihan ng mga superfood at kung paano nito mababago ang iyong kalusugan. Sa higit sa 100 masarap at madaling gawin na mga recipe, ang cookbook na ito ang iyong gabay sa pagsasama ng mga pagkaing masusustansyang siksik sa iyong pang-araw-araw na pagluluto.

Ang bawat recipe ay sinamahan ng isang full-color na larawan, upang makita mo nang eksakto kung ano ang hitsura ng iyong ulam. Makakakita ka rin ng mga detalyadong tagubilin kung paano ihanda at lutuin ang bawat recipe, pati na rin ang impormasyon sa mga benepisyo sa kalusugan ng bawat superfood.

Mula sa breakfast smoothies at energy-packed na meryenda hanggang sa mga masaganang sopas at masasarap na pangunahing pagkain, dadalhin ka ng cookbook na ito sa isang culinary journey na parehong masarap at masustansiya. Matututuhan mo kung paano gumamit ng mga superfood tulad ng kale, chia seeds, at quinoa para palakasin ang lasa at nutrisyon ng iyong mga pagkain.

Kung naghahanap ka man ng pagbaba ng timbang, dagdagan ang iyong enerhiya, o simpleng pagbutihin ang iyong pangkalahatang kalusugan, ang cookbook na ito ang iyong gabay sa mundo ng mga superfood. Matututuhan mo ang tungkol sa mga benepisyong pangkalusugan ng bawat superfood at kung paano isama ang mga ito sa iyong pagluluto upang mapakinabangan ang kanilang nutritional value.

SUPERFOOD BREAKFAST

1. Mga Fluffy Hotcake na may Açaí Berry Sauce

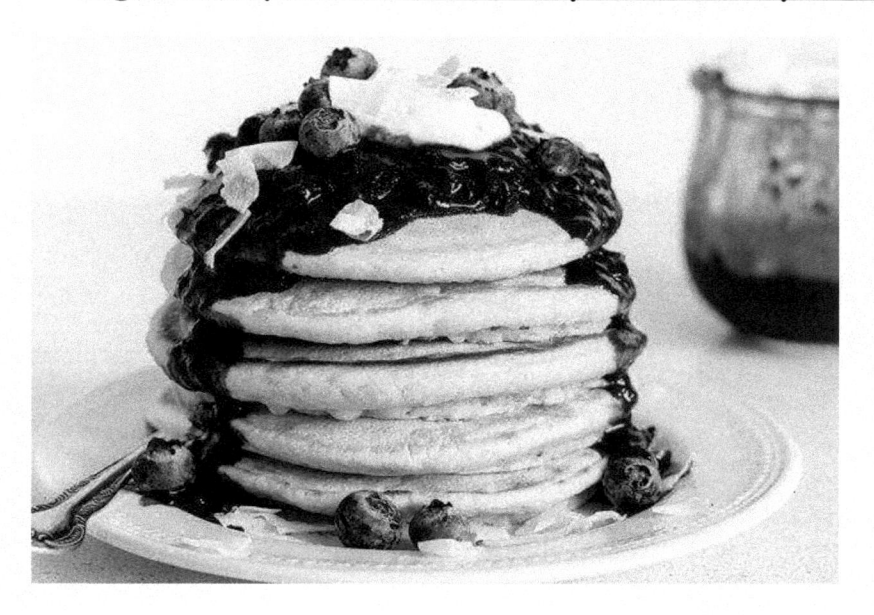

Gumagawa: 4 na servings

MGA INGREDIENTS:
AÇAI BERRY SAUCE:
- 1 frozen na purong açai sachet
- 1 ½ tasa frozen mixed berries
- 1-2 kutsarang maple syrup

MGA HOTCAKE:
- 1 ½ tasa puting nabaybay na harina
- 3 kutsarita ng baking powder
- Maliit na kurot ng asin
- 1 tasa + 2 kutsarang soy milk
- 1 ½ kutsarita vanilla extract
- 3-4 na kutsarang maple syrup
- 1 kutsarang tinunaw na coconut butter

MGA TAGUBILIN:
AÇAI BERRY SAUCE:
a) Magdagdag ng mga sangkap sa isang palayok sa katamtamang init at i-mash ang mga berry kapag malambot. Bawasan ang apoy sa mahina at lutuin ng 5-10 minuto na hinahalo paminsan-minsan.

b) Gamitin ang sarsa na mainit-init mula sa palayok o ilagay ito sa refrigerator sa loob ng ilang oras upang lumapot.

MGA HOTCAKE:
c) Sa isang malaking mangkok haluin ang mga basang sangkap at pagkatapos ay haluin ang natitirang mga tuyong sangkap. Ito ay dapat na makapal ngunit

maaaring ibuhos at subukang huwag labis na paghaluin ang batter.

d) Init ang non-stick pan sa katamtamang temperatura at kapag mainit ay ibuhos ang humigit-kumulang $\frac{1}{2}$ tasa ng batter sa gitna. Hintaying lumitaw ang mga bula at i-flip ang pagluluto para sa isa pang 1-2 minuto. Maging matiyaga dahil nangangailangan ng oras upang maging malambot.

e) Isalansan ang mga pancake at itaas ang açai berry sauce/prutas at magsaya!

2. Mga waffle na may sarsa ng Açaí-berry

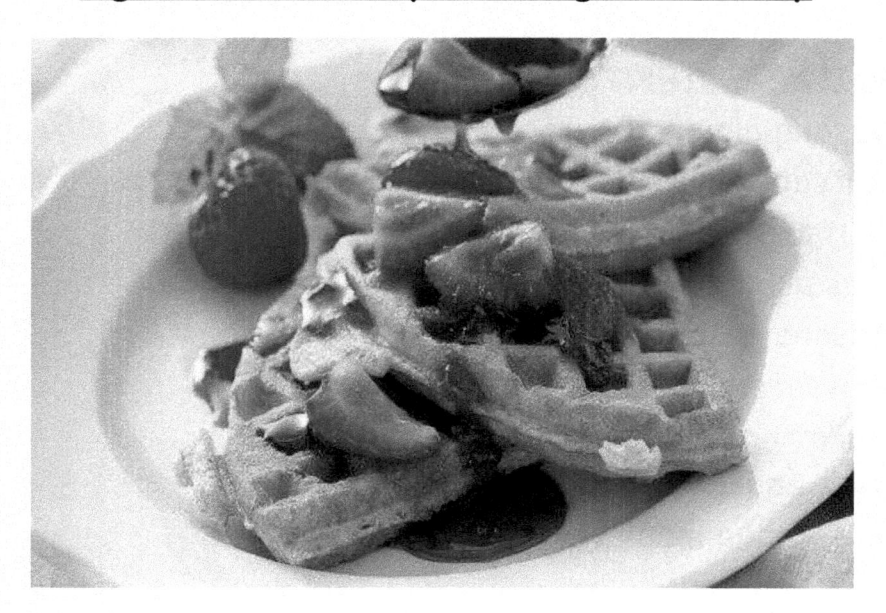

Gumagawa: 4 na servings

MGA INGREDIENTS:
- 1 tasang almond flour
- 1 kutsarita ng baking powder
- ½ kutsarita ng baking soda
- ¼ tasa ng asukal sa niyog
- 1 tasang gata ng niyog
- 3 kutsarang langis ng niyog
- 1 kurot ng vanilla extract
- 1 flax egg
- 1 kutsarang maple syrup

MGA TAGUBILIN:

a) Sa isang mangkok paghaluin ang harina, baking powder, baking soda, coconut sugar, at vanilla extract. Sa isang hiwalay na tasa paghaluin ang langis ng niyog, gata ng niyog, at flax egg.

b) Idagdag ang mga basang sangkap sa mga tuyo at haluin hanggang sa maayos.

c) Hayaang maupo sa refrigerator habang umiinit ang waffle iron.

d) Grasa ang plantsa ng kaunting coconut oil at ang lutuin ay waffles hanggang sa ginintuang kayumanggi at bahagyang malutong.

e) Para sa sarsa, init sa isang maliit na kawali ang 2 dakot ng prutas na may 3 kutsara ng agave syrup hanggang lumitaw ang isang halaya na pare-pareho. hayaang lumamig at magdagdag ng 1 kutsara ng Açaí powder.

f) Ibuhos ang mga waffle at palamutihan ng mas maraming prutas.

3. Sinigang na Ashwagandha na may plum compote

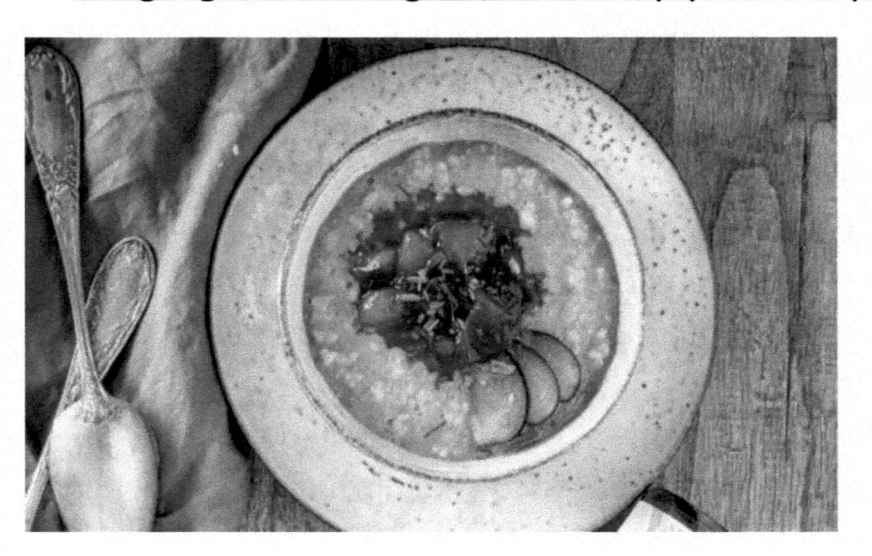

Gumagawa: 2 servings

MGA INGREDIENTS:
PARA SA LUGAW
- 100g mochi rice
- ¾ tasa ng tubig
- 1 tasang gatas ng bigas
- isang kurot ng asin
- 1 kutsarang pampatamis ng bigas
- ½ kutsarita vanilla extract
- 1 kutsarita ng Ashwagandha

PARA SA PLUM COMPOTE
- 300 gramo ng mga plum
- 2 kutsarang pampatamis ng bigas
- 1 kutsarita ng turmeric powder
- 1-star anise
- 1 cinnamon stick
- 2 cardamom pods

MGA TAGUBILIN:
PARA SA LUGAW:
a) Lutuin ang bigas sa loob ng 10-15 minuto na may tubig sa mahinang apoy. Pagkatapos ay idagdag ang gatas at ipagpatuloy ang pagluluto para sa isa pang 20 hanggang 30 minuto.
b) Magdagdag ng isang kutsara ng rice sweetener sa sinigang at timplahan ng asin at banilya.
c) Ihalo ang Ashwagandha.
PARA SA COMPOTE:

d) Gupitin ang mga plum sa maliliit na piraso at ilagay ang mga ito sa isang maliit na kasirola na may tubig, isang kutsarita ng asin, rice sweetener, turmeric, cinnamon stick, star anise, at cardamom, at pakuluan nang malumanay sa loob ng 10-15 minuto sa katamtamang apoy.
e) Alisin ang cinnamon stick, star anise, at cardamom pods bago ihain.
f) Ihain kasama ng sinigang.

4. Ashwagandha at Turmeric Banana Pancake

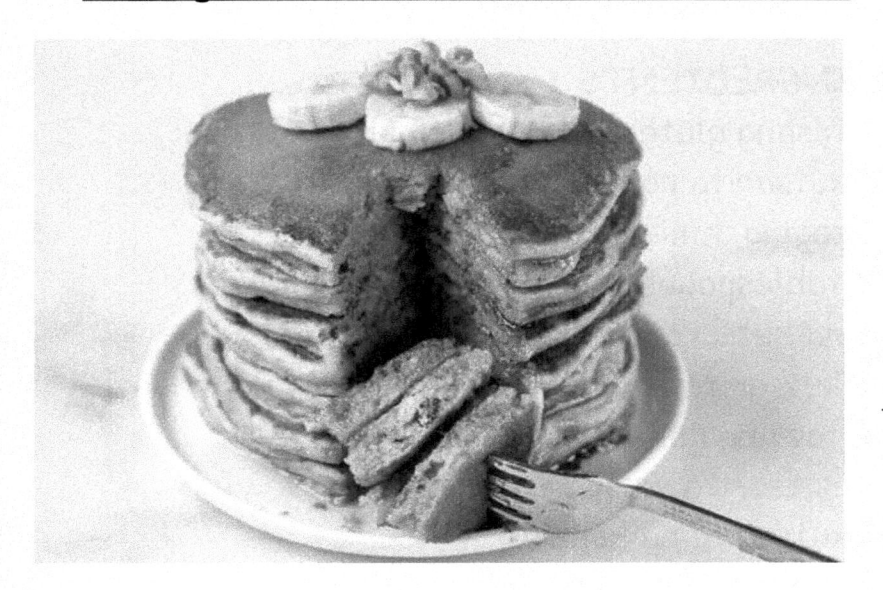

Gumagawa: 2 servings

MGA INGREDIENTS:
- 1 tasang gluten-free oat flour
- 1 kutsarita ng Ashwagandha
- 1 saging, hiniwa
- 2 tablespoons ground flax seeds
- 6 na kutsarang tubig
- ½ kutsarita ng baking soda
- ¾ tasa ng non-dairy milk
- ½ kutsarita vanilla extract
- 1 kutsarita ng kanela
- ½ kutsarita ng turmeric powder
- 1 kutsara ng maple syrup
- 1 kutsarita apple cider vinegar
- kurot ng asin
- 1 kutsarita ng langis ng niyog, para sa pagluluto

IBA PANG MGA TOPPING:
- coconut flakes
- anumang lokal na prutas
- mantikilya ng hazelnut
- butil ng kakaw

MGA TAGUBILIN:

a) Paghaluin ang ground flax seeds sa tubig, haluin ng ilang beses at hayaang tumayo ng 20 minuto

b) Ibuhos ang harina sa isang mangkok ng paghahalo, idagdag ang baking soda at pukawin upang pagsamahin

c) Idagdag ang flax meal, gatas, banilya, kanela, turmerik, maple syrup, at suka, at pukawin upang makabuo ng malagkit na timpla

d) Init ang langis ng niyog sa isang malaking kawali sa mahinang apoy at lutuin ang pancake sa loob ng 1-2 minuto, hanggang sa maging golden brown ang mga gilid at mabuo ang mga bula sa ibabaw.

e) Habang nabubuo ang mga bula, magsimula sa pamamagitan ng pagdaragdag ng ilang hiwa ng saging sa ibabaw ng pancake.

f) I-flip at magluto ng isa pang 1-2 minuto sa kabilang panig.

5. <u>Ashwagandha-Goji-Oats</u>

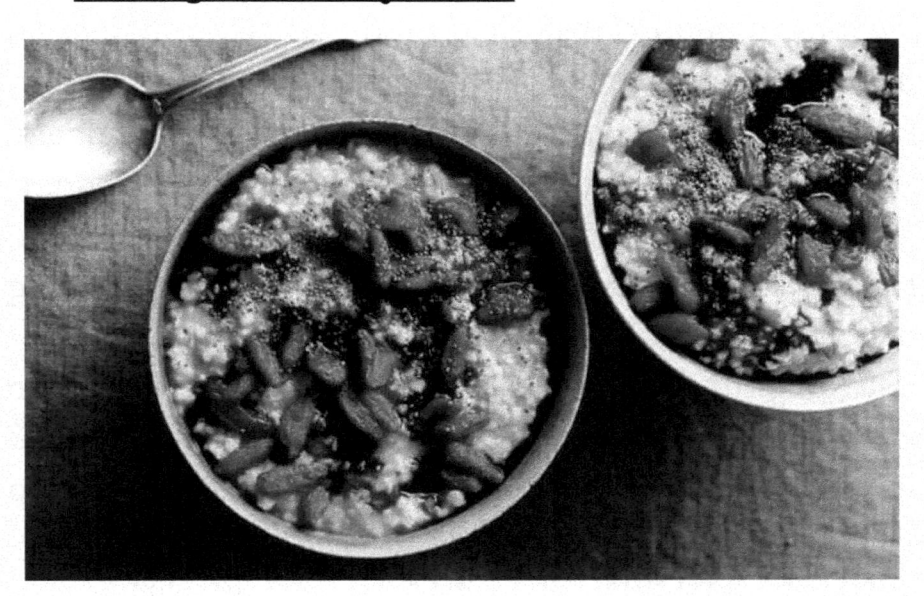

Gumagawa: 2 servings

MGA INGREDIENTS:
- Mabilis na gupitin ang mga baby oats
- Ashwagandha pulbos
- Goji Berries
- Mga pampalasa
- Celtic sea salt sa panlasa
- honey
- Buong gatas o Almond milk
- Opsyonal: black sesame seeds o walnuts

MGA TAGUBILIN:
a) Pakuluan ang 1 tasang quick-cut na baby oats, 1 kutsarita ng Ashwagandha, pampalasa, goji berries, at asin sa 3 tasang tubig sa loob ng ilang minuto.
b) Magdagdag ng pulot at gatas sa panlasa

6. <u>Goji Berry Oats</u>

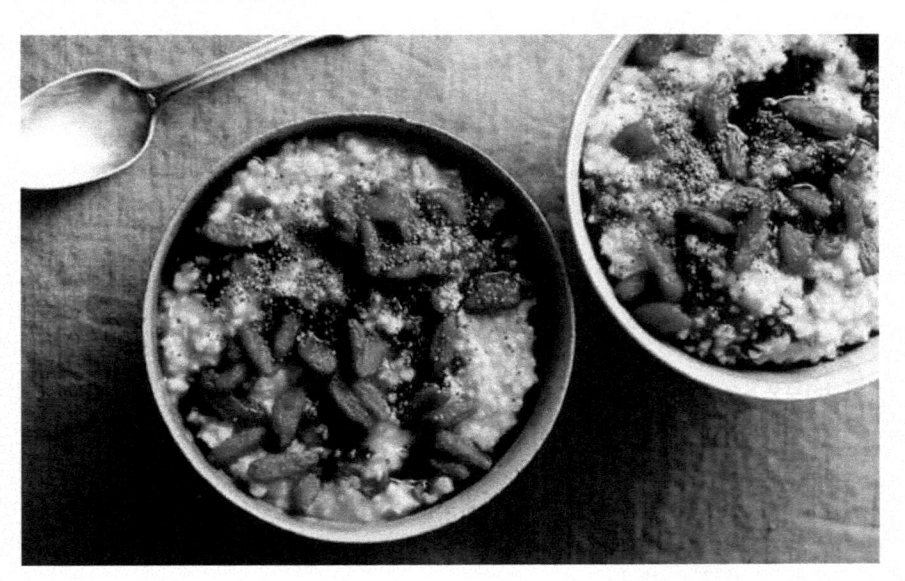

Gumagawa: 2 servings

MGA INGREDIENTS:
- Mabilis na gupitin ang mga baby oats
- Ashwagandha pulbos
- Goji Berries
- Mga pampalasa
- Celtic sea salt sa panlasa
- honey
- Buong gatas o Almond milk
- Opsyonal: black sesame seeds o walnuts

MGA TAGUBILIN:
a) Pakuluan ang 1 tasang quick-cut na baby oats, 1 kutsarita ng Ashwagandha, pampalasa, goji berries, at asin sa 3 tasang tubig sa loob ng ilang minuto.
b) Magdagdag ng pulot at gatas sa panlasa

7. Apple, Goji, at Nut Sinigang

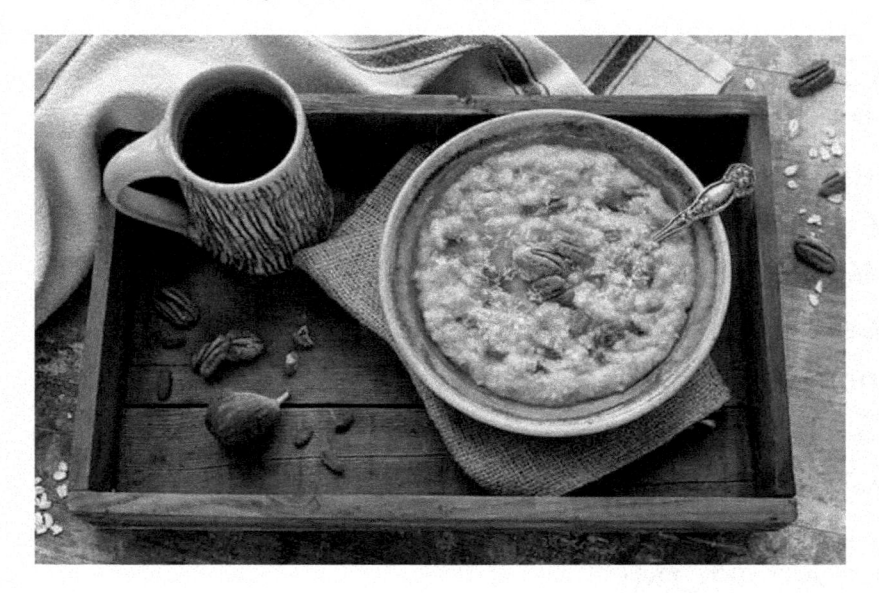

Gumagawa: 4 Servings

MGA INGREDIENTS:
- ½ tasa ng iyong mga paboritong mani
- 2 mansanas, ubod at diced
- 1 kutsarang ground flaxseed
- 2 kutsarang agave syrup
- 1 kutsarang goji berries
- 6 pinatuyong igos, tinadtad

MGA TAGUBILIN:
a) Ilagay ang mga mani, mansanas, giniling na flaxseed, at agave sa isang food processor.
b) Iproseso sa isang chunky porridge texture na gusto mo.
c) Upang ihain, hatiin sa apat na mangkok. Itaas ang mga goji berries at igos, at ihain.

8. Sprouted Oatmeal na may Goji Berries

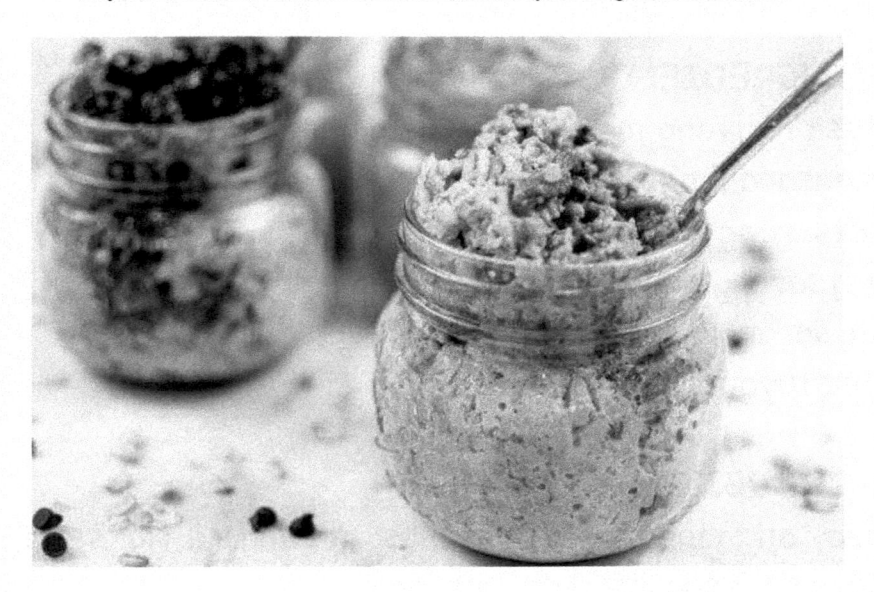

Gumagawa: 4 Servings

MGA INGREDIENTS:
- 2 tasang whole oat groats, ibinabad sa magdamag sa 4 na tasa ng tubig, at banlawan
- ½ tasang pitted date, 1 tasang hiniwang saging, o ¼ tasa ng agave syrup
- 2 kutsarang sinala ng tubig, kung kinakailangan
- 1½ kutsara ng iyong paboritong pampalasa
- ½ tasa ng goji berries

MGA TAGUBILIN:
a) Ilagay ang mga oats at mga petsa sa isang food processor na may tubig, at iproseso sa isang creamy texture na katulad ng lutong oatmeal.
b) Idagdag ang opsyonal na pampalasa at mga prutas at mani, kung ninanais.
c) Pulse upang ihalo nang mabuti.

9. <u>Ashwagandha Bircher Muesli</u>

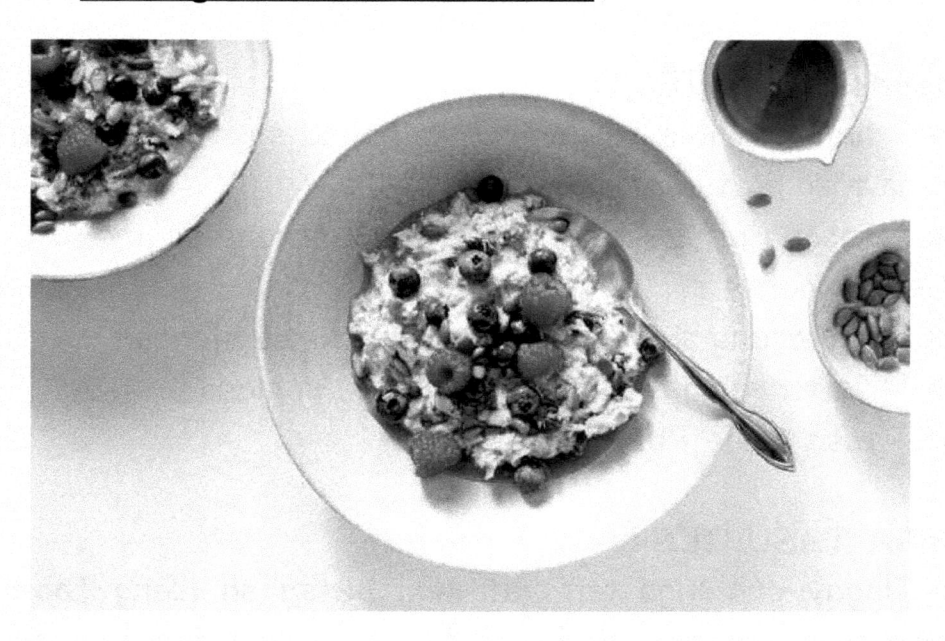

Gumagawa: 2 servings

MGA INGREDIENTS:
- 2 tasang Jumbo Rolled Oats
- Vegan Yogurt
- 5-6 almonds, hiniwa
- 2 kutsarang Chia Seeds
- 1 kutsarang Ashwagandha Powder
- 4 Strawberries, hiniwa
- 1 kutsarang Pumpkin seeds
- 2 kutsarang pasas
- Honey o Maple Syrup ayon sa gusto mo

MGA TAGUBILIN:
a) Walang laman ang jumbo rolled oats sa isang mason jar o isang mangkok
b) Magdagdag ng Vegan Yogurt, Chia seeds, Almonds, Pumpkin seeds, raisins, at Ashwagandha. Haluing mabuti.
c) Ibabad magdamag sa refrigerator.
d) Magdagdag ng kaunting gatas upang ihalo muli hanggang sa maabot ang makinis at ninanais na pagkakapare-pareho.
e) Bago ihain, gumamit ng hiwa ng Saging at strawberry bilang pampalamuti.
f) Magdagdag ng pampalamuti at pampatamis.

10. Sinigang na Ashwagandha Chai

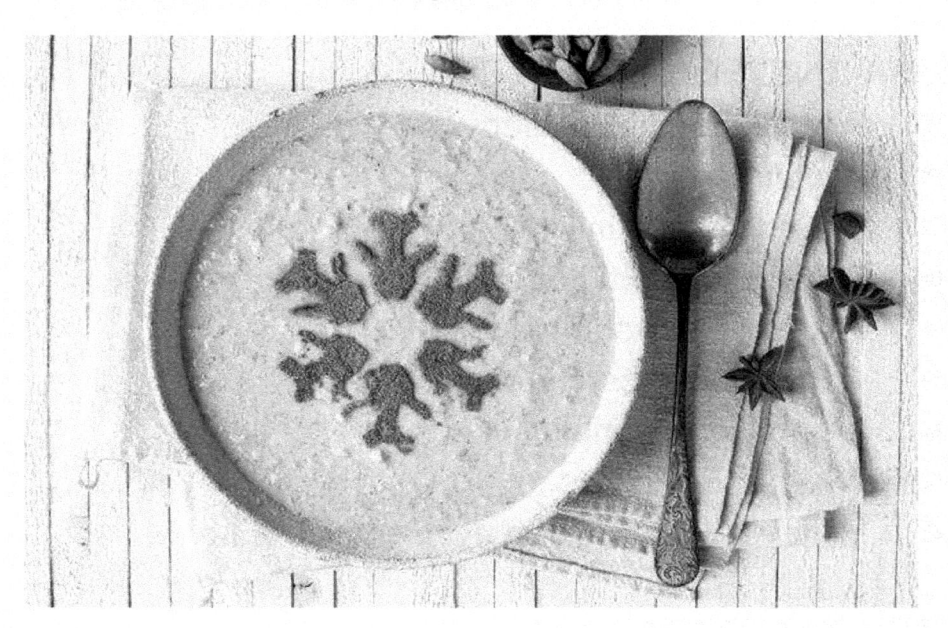

Gumagawa: 2 Servings

MGA INGREDIENTS:
- 12-onsa na bote ng Ashwagandha Chai, hinati
- 1 tasa ng unsweetened vanilla almond milk, at higit pa para sa drizzling
- 1 tasang tubig
- ½ kutsarita ng kosher na asin
- ½ tasang rolled oats
- ½ tasang steel-cut oats
- 1 kutsarang purong maple syrup, at higit pa para sa pag-ambon
- Ang giniling na kanela, para sa dekorasyon

MGA TAGUBILIN:
a) Sa isang medium saucepan, pagsamahin ang 1 tasa ng chai, 1 tasa ng almond milk, 1 tasa ng tubig, at asin. Dalhin sa mahinang kumulo sa mataas na apoy.
b) Idagdag ang parehong uri ng oats at ibaba ang init sa medium-low.
c) Hayaang maluto ang mga oats sa isang tuluy-tuloy na kumulo, paminsan-minsang pagpapakilos, sa loob ng 20 minuto. Gumalaw sa 1 kutsara ng maple syrup.
d) Hatiin ang sinigang sa pagitan ng 2 mangkok, at lagyan ng kaunting dagdag na chai, almond milk, at maple syrup sa ibabaw kung ninanais.
e) Palamutihan ng isang sprinkle ng cinnamon at magsaya!

11. Chocolate Granola

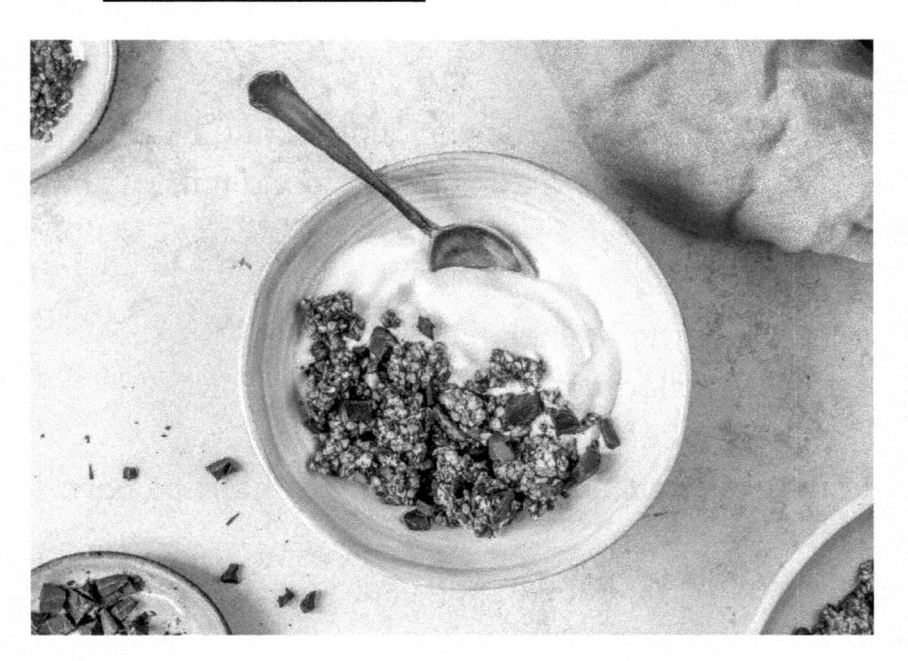

Gumagawa: 2 Servings

MGA INGREDIENTS:
- 2 tasang rolled oats
- 12 Brazil nuts, pinong tinadtad
- ¼ tasang hiniwang almendras
- ¼ tasa ng langis ng niyog
- 2.5 kutsarang maple syrup
- 1 kutsarang asukal sa niyog (opsyonal)
- ½ kutsarang cacao powder
- 2 kutsarita ng ashwagandha powder
- ½ kutsarita ng vanilla
- ¼ kutsarita ng asin sa dagat
- ⅓ tasa ng chocolate chips
- ½ tasa ng pinatuyong mulberry

MGA TAGUBILIN:
a) Painitin muna ang iyong oven sa 325F at lagyan ng parchment paper ang isang baking sheet.

b) Pagsamahin ang lahat ng sangkap maliban sa chocolate chips at pinatuyong mulberry.

c) Ikalat ang pinaghalong pantay-pantay sa baking sheet na may parchment-lined at maghurno ng 20 minuto, haluin sa kalahati ng oras ng pagluluto.

d) Habang mainit pa ang granola, ilipat ito sa isang mixing bowl at idagdag ang chocolate chips at dried mulberries. Haluin ang halo hanggang sa matunaw ang tsokolate at magsimulang bumuo ng mga kumpol.

e) Hayaang lumamig nang lubusan at iimbak sa isang lalagyan ng airtight.

12. Sinigang na Ashwagandha

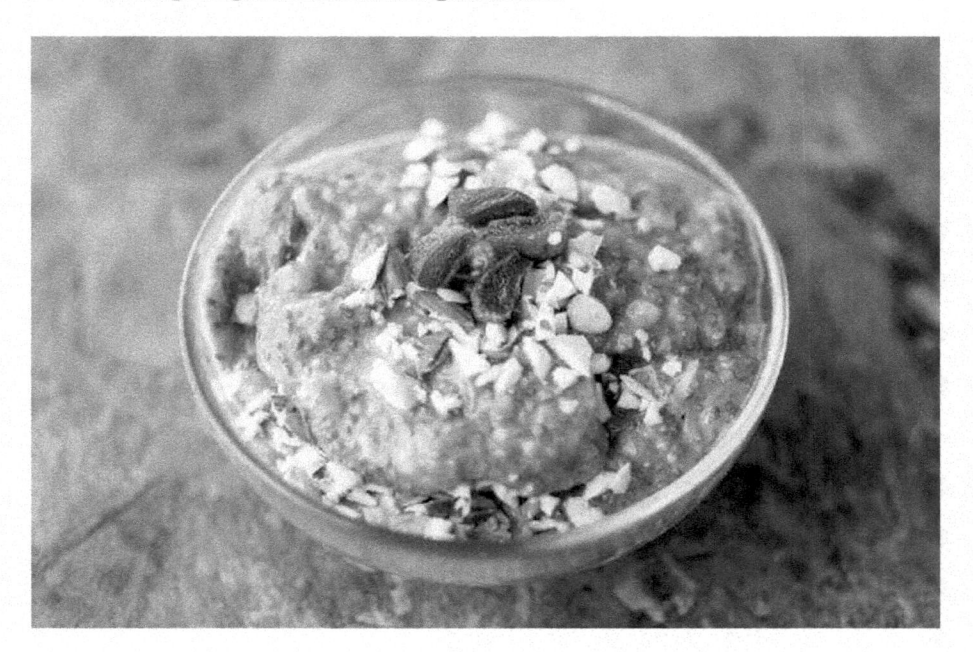

Gumagawa: 4

MGA INGREDIENTS
- 10 pirasong ugat ng Ashwagandha
- 1 ½ litro ng Tubig
- 120 gm Manok
- 100 gm Mabangong bigas (hugasan at alisan ng tubig)
- 2 mga piraso ng pinatuyong mushroom
- 12 pcs Gingko nuts

MARINADE PARA SA KARNE NG MANOK:
- 1 kutsarita Banayad na toyo
- 1 kutsarita Sesame oil
- ½ kutsarita ng harina ng mais

PANIMULA:
- ¼ kutsarita ng Paminta
- ¼ kutsarita ng Asukal
- ¼ kutsarita Sesame oil
- 1 kutsarita Banayad na toyo
- Asin at paminta

PAGGAMIT
- 1-pulgada na sariwang luya

MGA TAGUBILIN
a) Hugasan at linisin ang manok. Pagkatapos, gupitin ito sa maliliit na piraso.

b) Itabi ang mga buto ng manok para magamit sa ibang pagkakataon.

c) Sa isang malaking mangkok, idagdag ang mga ugat ng Ashwagandha at buto ng manok. Pakuluan ito.
d) Pakuluan ang sabaw na ito sa mababang init sa loob ng 30-40 minuto. Pilitin ang stock.
e) Hugasan at i-chop ang mga sariwang mushroom. Kung gumagamit ka ng mga tuyong kabute, ibabad ang mga ito sa tubig sa loob ng 15 hanggang 20 minuto. Gupitin ang mga ito sa hiwa.
f) Magdagdag ng bigas, stock, mushroom, at ginkgo nuts sa isang sariwang palayok. Itago ito sa kalan at pakuluan.
g) Pakuluan ang timpla hanggang lumambot ang kanin. Maaari mong panatilihin ang pagkakapare-pareho ayon sa iyong kagustuhan.
h) Sabay-sabay, i-semi-cook ang mga piraso ng manok sa isang non-stick pan na may kaunting mantika.
i) Idagdag ang chicken fillet sa pinaghalong bigas. Lutuin ito ng ilang minuto pa hanggang sa lumambot ang manok.
j) Patayin ang kalan at ayusin ang pampalasa.
k) Palamutihan ng ginger shreds at ihain nang mainit.

13. <u>Chinese Tea Egg</u>

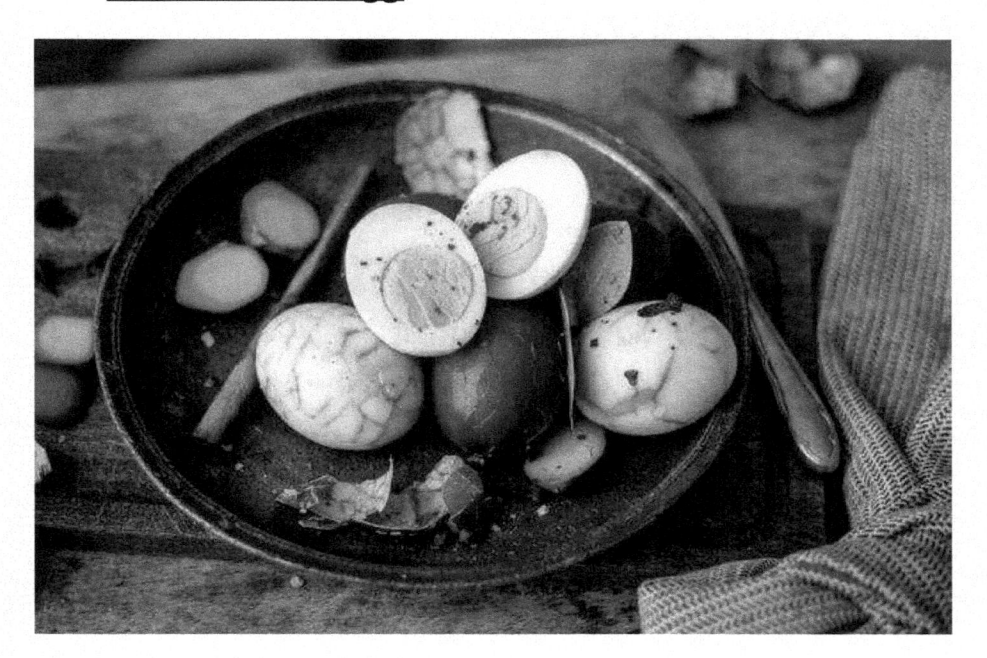

Gumagawa: 6 na itlog
MGA INGREDIENTS
- 6 malalaking itlog
- ¼ tasang toyo
- 2 tasang tubig
- 2 buong star anise
- 1 Ceylon cinnamon stick
- Balatan ng ¼ ng isang orange
- ½ kutsarita ng black peppercorn
- 1 kutsarang hiniwang ugat ng Ashwagandha
- 1 kutsarang asukal sa niyog
- 3 kutsarang dahon ng itim na tsaa

MGA TAGUBILIN

a) Sa isang maliit na kasirola, pakuluan ang mga itlog ng mga 5 minuto. Alisan ng tubig ang mga itlog at hayaang maupo ang mga ito sa isang mangkok ng malamig na tubig hanggang ang mga itlog ay sapat na malamig upang mahawakan.

b) Gamit ang likod ng isang maliit na kutsara, tapikin ang paligid ng bawat itlog, hanggang sa pumutok ang balat ng itlog, ngunit buo pa rin. Kung ang maliliit na piraso ng balat ng itlog ay natanggal, ayos lang, ngunit subukang panatilihin ang lahat ng balat sa isang piraso sa paligid ng itlog.

c) Ilagay muli ang mga itlog sa kasirola. Idagdag ang toyo sa kasirola. Magdagdag lamang ng sapat na tubig upang masakop ang mga itlog. Idagdag ang lahat ng sangkap.

d) Dalhin ang likido sa isang pigsa, pagkatapos ay bawasan ang apoy at kumulo, na sakop ng 30 minuto.

e) Hayaang lumamig ang kasirola, pagkatapos ay ilipat ito sa refrigerator upang umupo nang hindi bababa sa 6 na oras, ngunit mas mabuti sa magdamag.

14. <u>Açaí Overnight Oats</u>

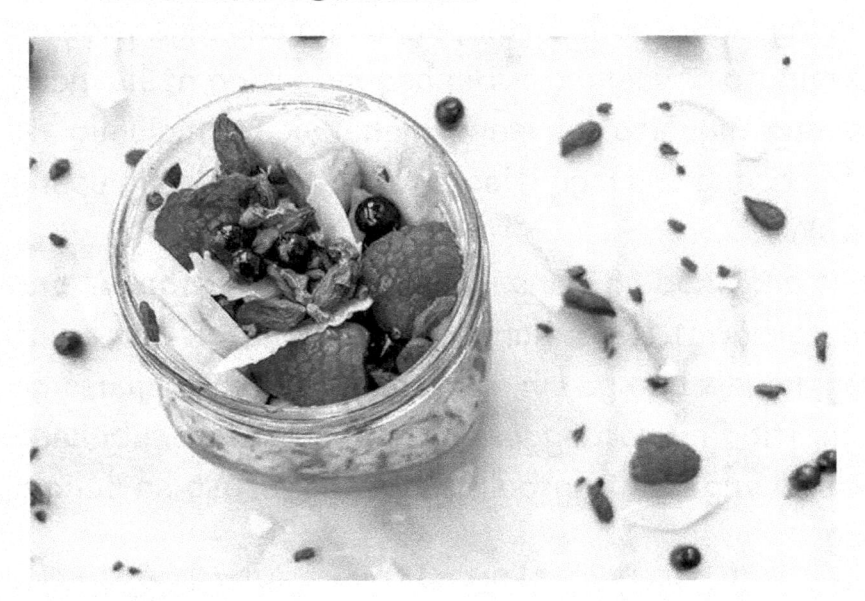

Gumagawa: 2 Servings

MGA INGREDIENTS:
- 1 1/4 tasa ng rolled oats
- 1 1/4 tasa ng almond milk
- 1/3 tasa kasama ang 2 kutsarita ng yogurt
- 1 kutsarang Açaí powder
- 1 kutsarang pulot
- 1/4 kutsarita vanilla extract
- isang kurot ng asin

MGA TAGUBILIN:
a) Paghaluin ang lahat ng mga sangkap hanggang sa mahusay na pinagsama.
b) Ilagay sa refrigerator upang i-set at maging creamy sa loob ng 1-2 oras o magdamag.

15. <u>Açaí French Toast Bites</u>

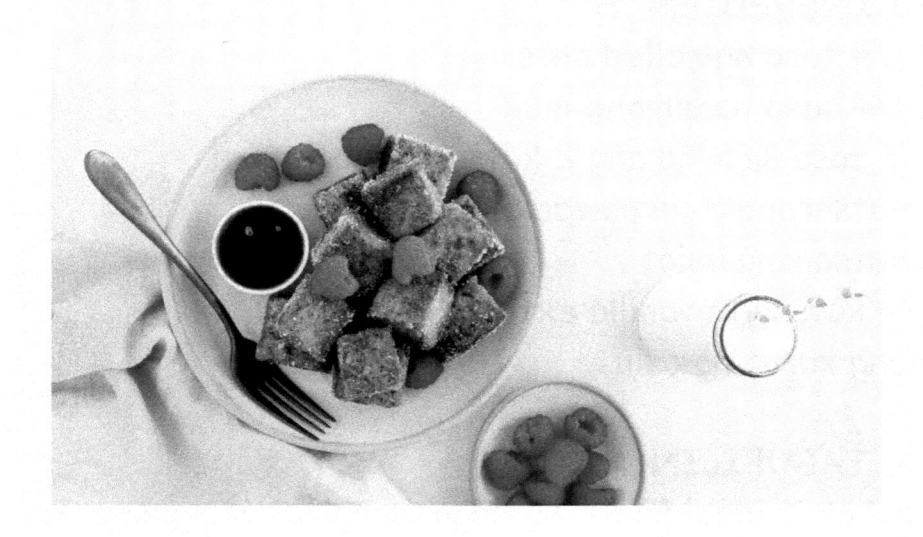

Gumagawa: 4 na servings

MGA INGREDIENTS:
- 2 itlog
- ¼ tasa ng coconut cream
- 1 kutsarita ng Açaí powder
- kurot ng asin
- Kalahating tinapay ng sourdough
- langis ng niyog para sa pagluluto
- asukal sa coat
- maple syrup upang ihain

MGA TAGUBILIN:
a) Pagsamahin ang mga itlog, coconut cream, Açaí, at asin sa isang mangkok.
b) Alisin ang mga crust mula sa tinapay at gupitin sa mga parisukat.
c) Mag-init ng kaunting mantika ng niyog sa isang malaking kawali at magtrabaho sa mga batch, ihagis ang tinapay sa pinaghalong itlog, iwaksi ang labis, at ilagay sa isang kawali.
d) Lumiko ang mga cube habang sila ay ginintuang sa bawat panig.
e) Kapag luto na sa lahat ng panig, tanggalin sa kawali at diretso sa asukal at ihalo.
f) Ulitin sa natitirang tinapay at ihain na may maple syrup.

16. Açaí Hot Chocolate

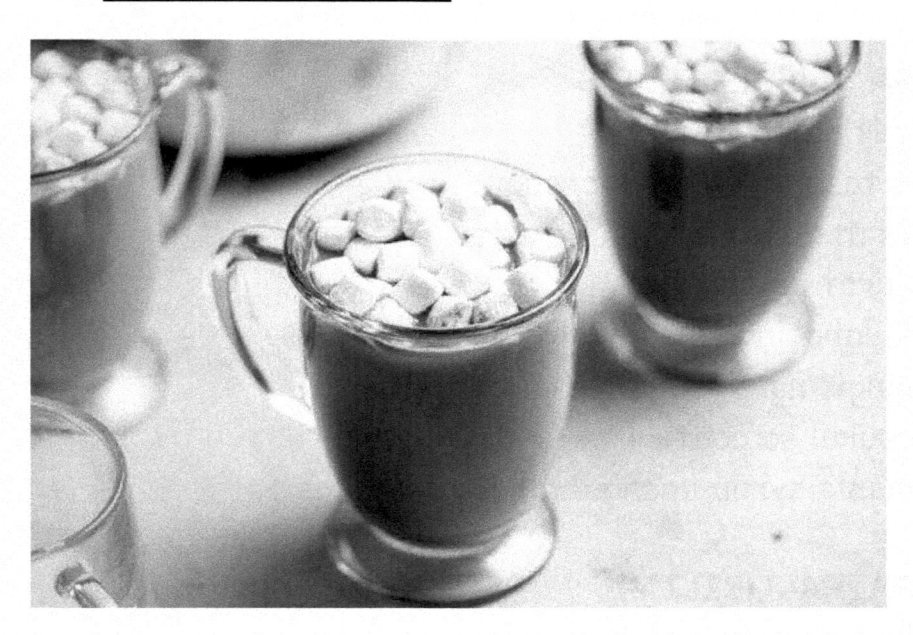

Gumagawa: 2 Servings

MGA INGREDIENTS:
- 1 ½ tasang Açaí puree
- 1 tasang Full-Fat Gatas ng niyog
- 2 ½ kutsarang Cacao Powder
- 1 kutsarita Vanilla Extract
- Kurot ng Asin

MGA TAGUBILIN:
a) Idagdag ang lahat ng mga sangkap sa isang maliit na kasirola. Paghaluin upang pagsamahin at dalhin sa isang kumulo sa katamtamang init.
b) Bawasan ang init sa katamtamang kababaan at ipagpatuloy ang pagkulo hanggang sa uminit.
c) Hatiin nang pantay-pantay sa pagitan ng dalawang mug at palamutihan ng iyong paboritong hot cocoa toppings!

SUPERFOOD TEA

17. Goji berry tea

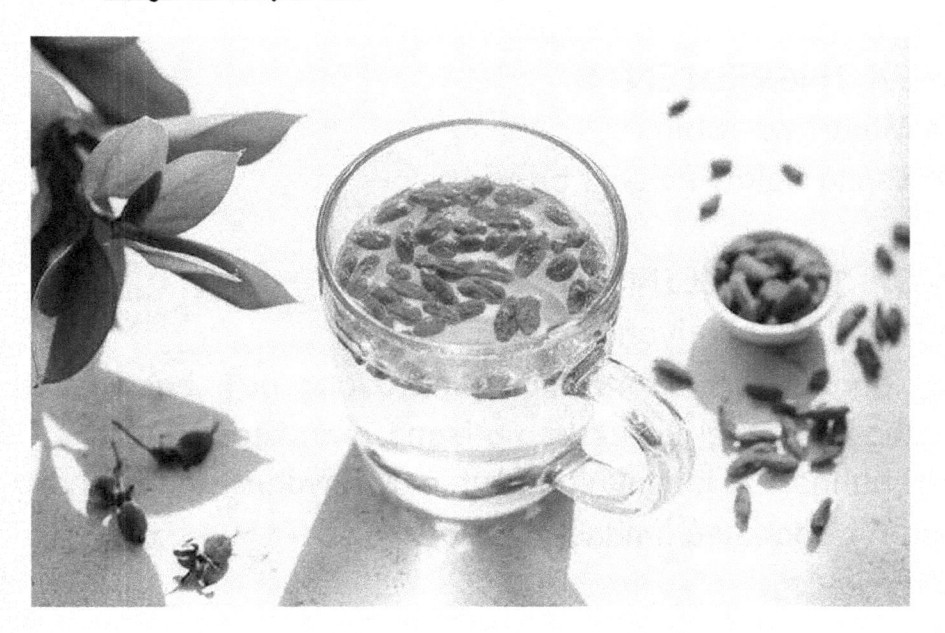

Gumagawa: 4 Servings

MGA INGREDIENTS:
- Mainit na tubig
- Isang dakot ng goji berries

MGA TAGUBILIN:
a) Pakuluan ang iyong takure.
b) Idagdag ang iyong mga pinatuyong goji berries sa isang reusable na tea bag o isang tea steeper.
c) Ibuhos ang kumukulong tubig at hayaang kumulo nang hindi bababa sa limang minuto.
d) Enjoy!

18. Chrysanthemum Tea With Goji

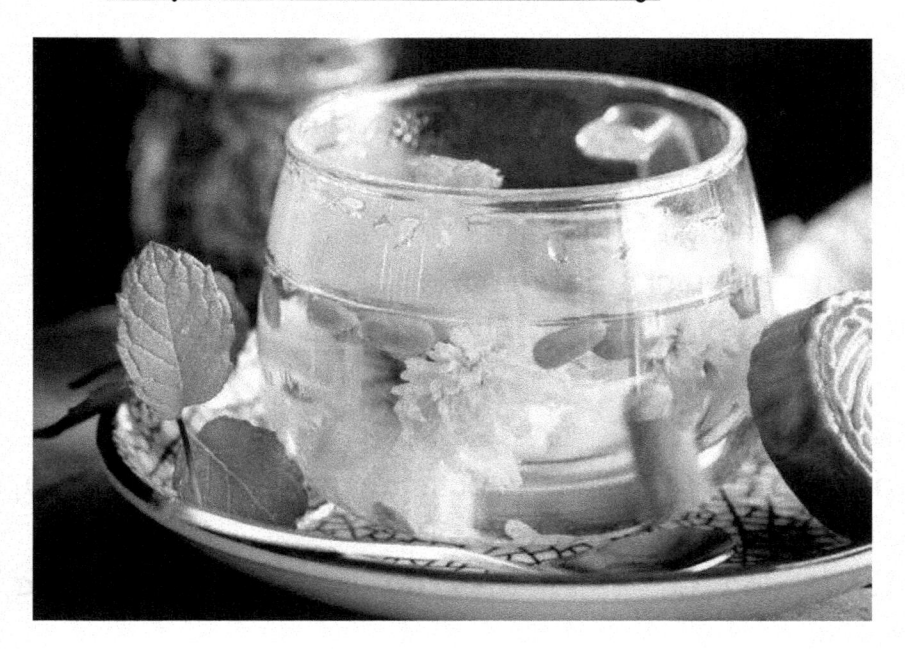

Gumagawa: 4

MGA INGREDIENTS:
- 4 tasa ng kumukulong tubig
- 1 Kutsarang bulaklak ng Chrysanthemum
- 1 kutsarang goji berries
- 4 pitted pulang petsa
- honey

MGA TAGUBILIN:
a) Idagdag ang Chrysanthemum na mga bulaklak, petsa, at goji berries sa isang palayok.
b) Magdagdag ng 4 na tasa ng mainit na tubig na kumukulo.
c) Hayaang matarik sa loob ng 10 minuto.
d) Salain at magdagdag ng pulot.

19. Goji berry at damiana tea

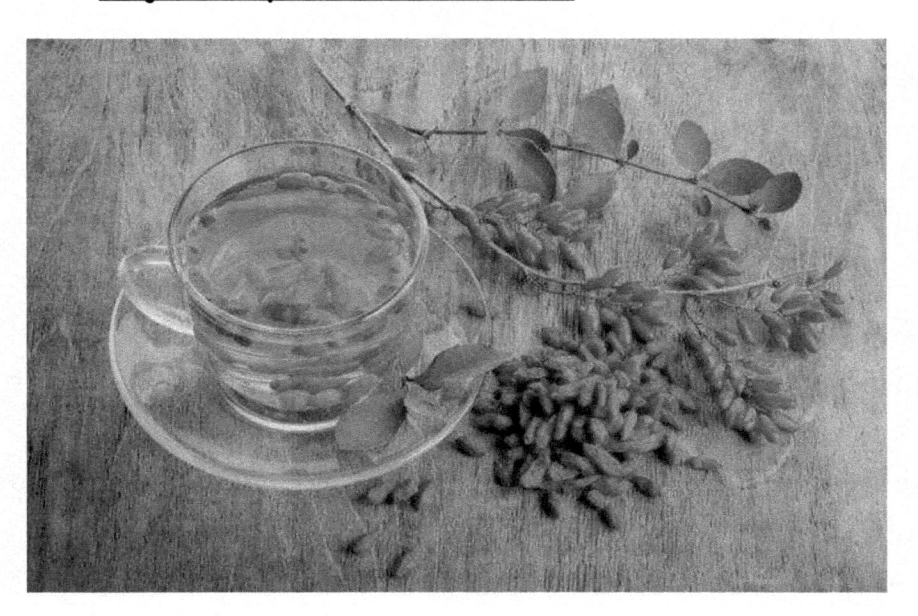

Gumagawa: 2 servings

MGA INGREDIENTS:
- 1 kutsarang goji berries, sariwa o tuyo
- 1 kutsarita damiana
- ½ kutsarang licorice root powder

MGA TAGUBILIN:
a) Ilagay ang lahat ng sangkap sa isang tsarera, at takpan ito ng 10 ans ng tubig na kumukulo.

b) Hayaang tumayo ng 10-15 minuto, pagkatapos ay ihain.

c) Ang pagbubuhos ay maaari ding iwanang lumamig at magsilbi bilang malamig na inumin.

20. <u>Rosehip at bilberry tea</u>

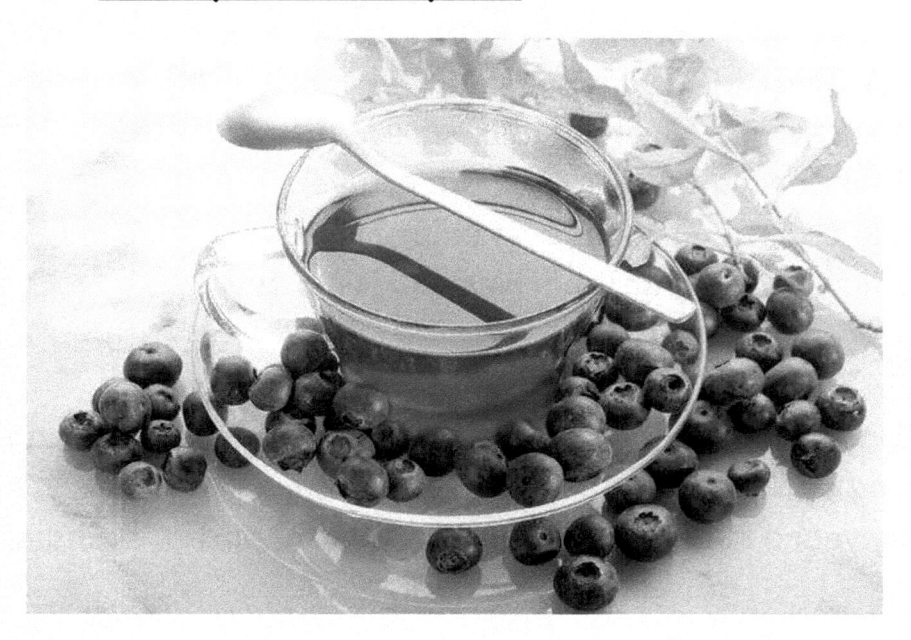

Gumagawa: 2 servings

MGA INGREDIENTS:
- 1 kutsarang rosehip shell, sariwa o tuyo
- 1 kutsarang bilberry, sariwa o tuyo
- 1 kutsarita ng orange na balat
- 1 kutsarita ng goji berries, sariwa o tuyo

MGA TAGUBILIN:
a) Ilagay ang lahat ng sangkap sa isang teapot at takpan ito ng 10fl ounces ng kumukulong tubig.
b) Hayaang mag-infuse ng 10-15 minuto, pilitin, at ihain.

21. Goji Red Date Fruit Tea

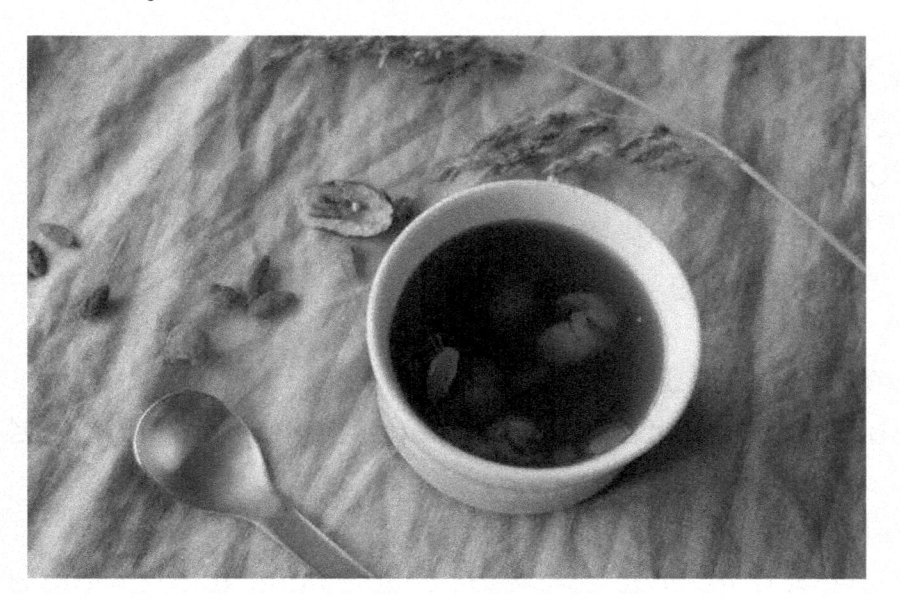

Gumagawa: 6 na servings

MGA INGREDIENTS:
- 25 gramo ng pulang petsa, inalis ang mga hukay
- 20 gramo ng pinatuyong longan
- 20 gramo ng goji berries
- 1.75 l ng tubig

MGA TAGUBILIN:
a) Buksan ang isa sa mga pre-portioned na Goji Red Date Fruit Tea Kit.
b) Pakuluan ang 1.75 L ng tubig.
c) Banlawan ang mga sangkap at ilagay ang lahat sa tubig na kumukulo.
d) Ibaba ang apoy at kumulo ng isang oras.
e) Ihain at magsaya!

22. Goji Berry Ginger Tea

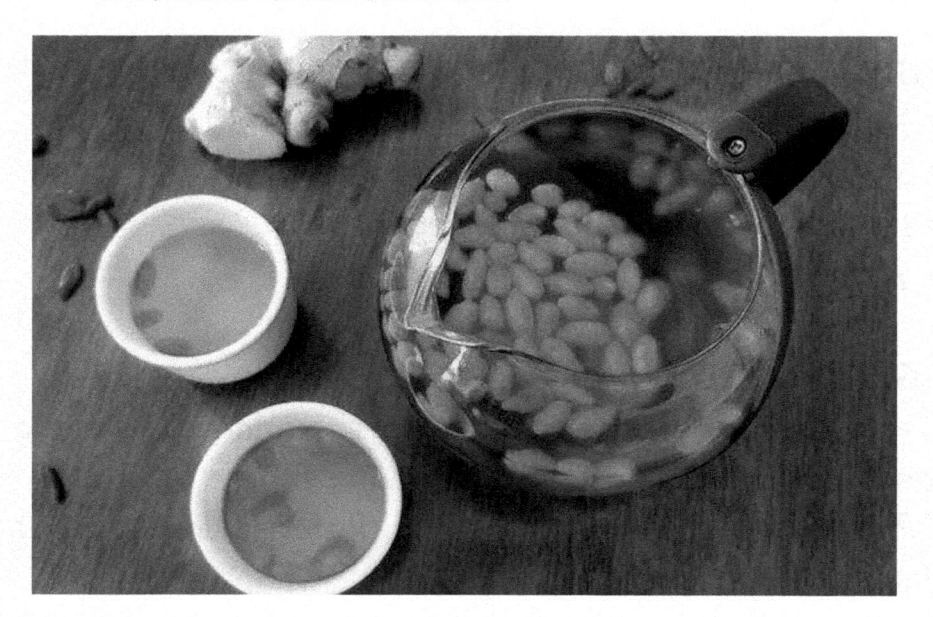

Gumagawa: 3 tasa

MGA INGREDIENTS:
- $\frac{1}{4}$ tasa ng goji berries
- 3 tasang mainit na tubig
- 1-pulgada na luya, hiniwa nang manipis
- $\frac{1}{4}$ tasa ng asukal sa bato

MGA TAGUBILIN:
a) Hugasan ang mga goji berries sa malamig na tubig nang ilang beses. Alisan ng tubig ang tubig.
b) Pakuluan ang 3 tasa ng tubig. Patayin ang apoy at alisin ito sa kalan.
c) Magdagdag ng goji berries, luya, at asukal sa bato.
d) Takpan gamit ang takip at hayaang matarik ng 1 oras para sa maximum na lasa.
e) Alisan ng takip ang takip at ibuhos ang mga ito sa mga tasa na may mga berry kung gusto mo at handa nang tangkilikin

23. Apple, Goji Berry, at Honey Tea

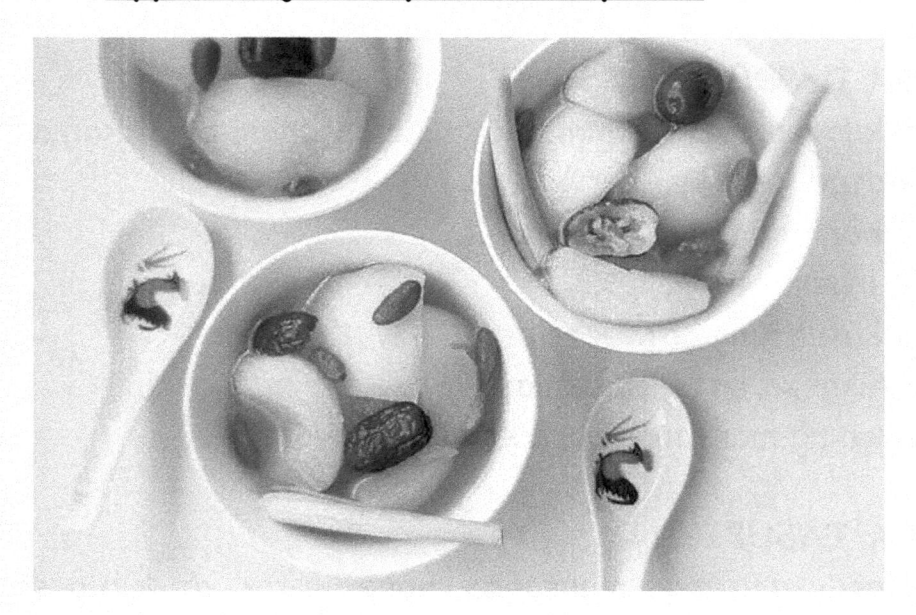

Gumagawa: 8

MGA INGREDIENTS:
- 1-kilogram na pulang balat na mansanas, binalatan at tinadtad
- 2 honey date
- 2-litrong tubig
- 3 kutsarang goji berries
- asukal sa bato, sa panlasa
- hiwa ng mansanas para sa dekorasyon

MGA TAGUBILIN:
a) Ilagay ang mga mansanas, honey date, at tubig sa isang palayok. Pakuluan. Bawasan ang init at kumulo ng 1 oras.

b) Gamit ang isang salaan, alisan ng tubig upang makuha ang katas ng mansanas.

c) Ibalik ang katas ng mansanas sa palayok. Magdagdag ng goji berries, at dalhin sa isa pang pigsa. Bawasan ang init at kumulo sa loob ng 15 minuto.

d) Magdagdag ng asukal sa bato kung kinakailangan. Maaaring hindi ito kinakailangan kung ang mga mansanas ay partikular na matamis.

e) Patayin ang init. Ilipat sa isang pitsel. Ihain nang mainit o pinalamig. Maaari kang magdagdag ng ilang hiwa ng mansanas sa bawat serving glass bilang palamuti.

SUPERFOOD SNACKS

24. <u>Açaí Berry Yogurt Bark</u>

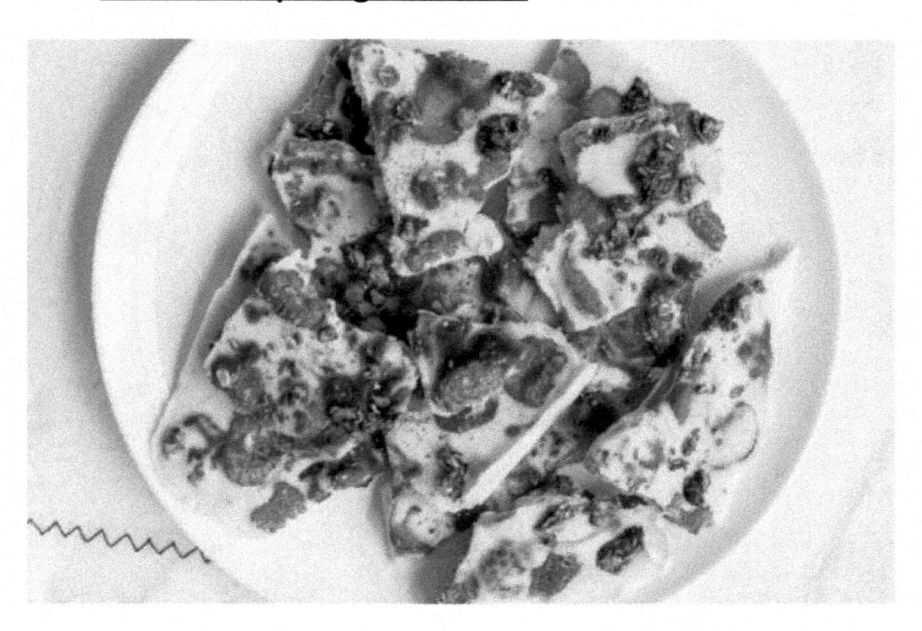

Gumagawa: 6 Servings

MGA INGREDIENTS:
- 26-onsa na Greek yogurt
- ¼ tasang pulot
- ¾ tasa ng mapait na tsokolate
- ½ tasang pecan, tinadtad
- 2 strawberry, hiniwa
- ½ tasa ng Açaí berries

MGA TAGUBILIN:
a) Ilagay ang mga tsokolate chips sa isang microwave-safe na mangkok at init para sa 30-segundong pagitan, pagpapakilos sa pagitan hanggang sa makinis.
b) Sa isang malaking mixing bowl ihalo ang Greek yogurt na may honey.
c) Lagyan ng parchment paper o silpat ang isang baking sheet.
d) Ikalat ang pinaghalong yogurt nang pantay-pantay sa buong baking sheet.
e) Ilagay ang tsokolate sa maliliit na punso sa buong balat. Gumamit ng mga toothpick para paikutin ang tsokolate.
f) Itaas ang lahat ng mga berry pagkatapos ay may mga pecan.
g) I-freeze ng 2 oras. Hatiin ang balat sa mga piraso at ihain. Mag-imbak sa isang lalagyan ng airtight sa freezer nang hanggang 2 buwan.

25. Chocolate Bark na may Goji Berry

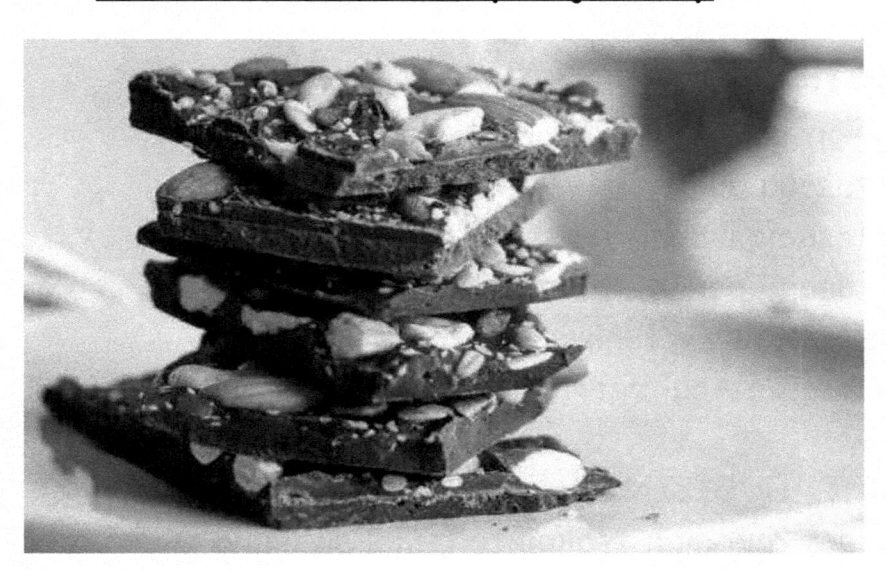

Ginagawa: 20 piraso
MGA INGREDIENTS:
- 12 ounces ng Chocolate Chips
- 2.5 Kutsarang Sea Moss Powder
- 1 Kutsarang Buto ng Abaka
- ½ tasang hilaw na mani
- 2 Kutsarang Goji Berries
- ½ kutsarita ng Himalayan Sea Salt, opsyonal

MGA TAGUBILIN:

a) Ipunin ang mga sangkap. Ihanda ang iyong mga sangkap upang ang balat ng tsokolate ay madaling tipunin.

b) Kumuha ng malaking mangkok na ligtas sa microwave, idagdag ang tsokolate, at pagkatapos ay tunawin ang tsokolate sa loob ng 30 segundong agwat sa microwave, ihalo sa pagitan ng bawat pagitan.

c) Kapag ganap na natunaw ang tsokolate, ilipat ang tsokolate sa isang plato na may linyang parchment o baking sheet. Gumamit ng spatula upang ikalat ang tsokolate sa isang manipis, pantay na layer, mga ¼" ang kapal.

d) Idagdag sa toppings.

e) Ilipat ang plato sa refrigerator at hayaang mag-set ang tsokolate, na dapat tumagal ng mga 30 minuto.

f) Kapag naitakda na ang tsokolate, maaari mo itong hatiin sa mga piraso na kasing laki ng kagat.

g) Masiyahan sa iyong tsokolate! Mag-imbak ng anumang natitirang balat ng tsokolate sa isang lalagyan ng airtight sa refrigerator hanggang sa isang linggo.

26. Goji Berry Fat Bomb

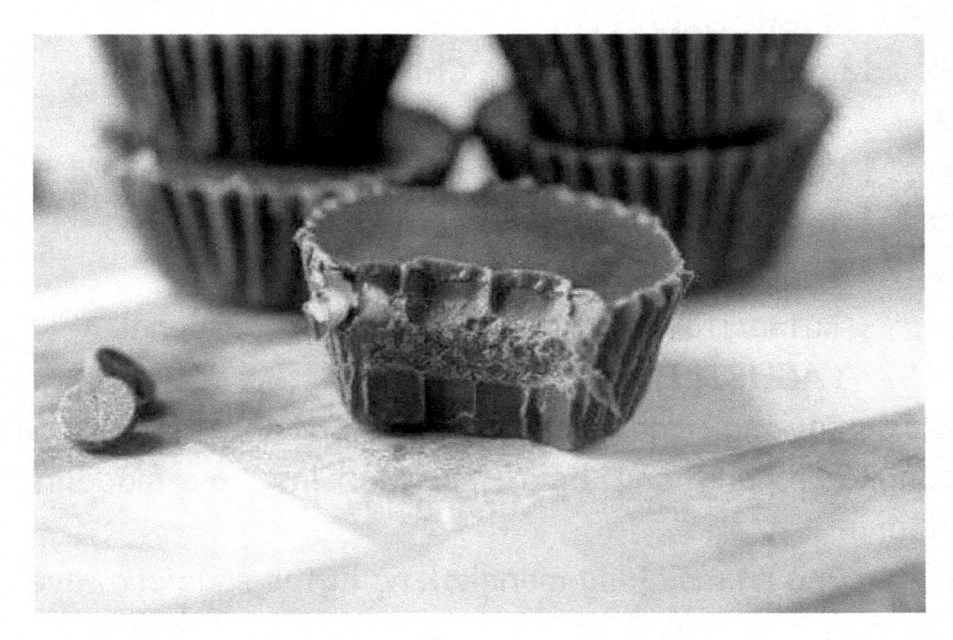

Gumagawa: 15

MGA INGREDIENTS:
- 1 tasa ng langis ng niyog, natunaw
- 1 kutsarita vanilla extract
- 1 kutsarang stevia
- ½ kutsarang asin sa dagat
- 4 na kutsarang cocoa powder
- ½ tasa ng almond butter na pinalambot
- 2 kutsarang mantikilya, unsalted, pinalambot
- ¼ tasa ng mga walnut, tinadtad
- ¼ tasa ng sariwang goji berries

MGA TAGUBILIN:
a) Haluin ang langis ng niyog at vanilla extract sa isang food processor hanggang makinis.

b) Ihalo ang stevia at asin. Haluin ang cocoa powder hanggang sa maging makinis ang timpla at walang mga bukol.

c) Haluin ng 3 minuto kapag naidagdag mo na ang almond butter at conventional butter.

d) Maghanda ng maliit na cupcake pan sa pamamagitan ng paglalagay ng mga tasa ng wax paper cup liners. Punan ang mga tasa ng dalawang-katlo ng paraan na kumpleto at itaas ng mga walnut at goji berries.

e) I-freeze ng 30 minuto o hanggang sa maging solid ang timpla. Ihanda ang ulam at ihain ito sa iyong mga bisita.

27. Mga bola ng protina ng Goji berry

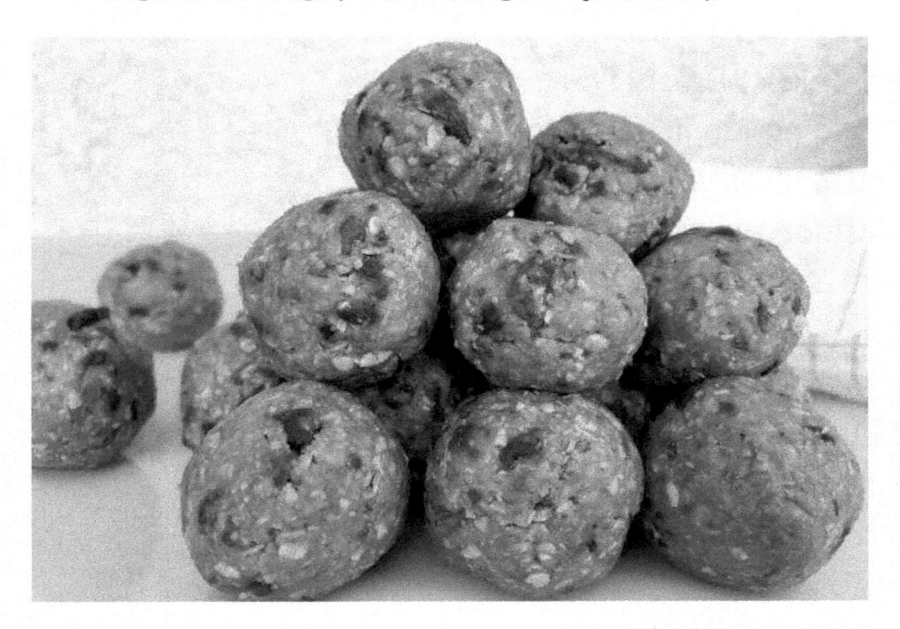

Gumagawa: 12

MGA INGREDIENTS:
- 25 petsa
- 1 tasa ng kasoy
- 1 tasa ng oats
- ½ tasa ng pinatuyong goji berries
- 1 buong lemon

MGA TAGUBILIN:
a) Alisin ang mga pips at pagkatapos ay ibabad ang iyong mga petsa ng humigit-kumulang 20 minuto upang lumambot ang mga ito.

b) Samantala, sarap at juice ang iyong lemon.

c) Susunod, idagdag ang lahat ng iyong sangkap, maliban sa mga goji berries, sa isang food processor at whiz upang pagsamahin.

d) Kapag ang timpla ay malagkit ngunit medyo chunky pa rin, idagdag ang iyong goji berries.

e) Bigyan ang lahat ng isa pang mabilis na halo sa food processor at pagkatapos ay alisin ang timpla at igulong ito sa mga bola na kasing laki ng kagat.

f) Para sa ilang dagdag na tang, igulong ang mga bola sa ilang higit pang lemon zest, o para sa ilang malutong na texture, subukang igulong ang mga ito sa desiccated coconut.

28. Goji Berry at White Chocolate Bark

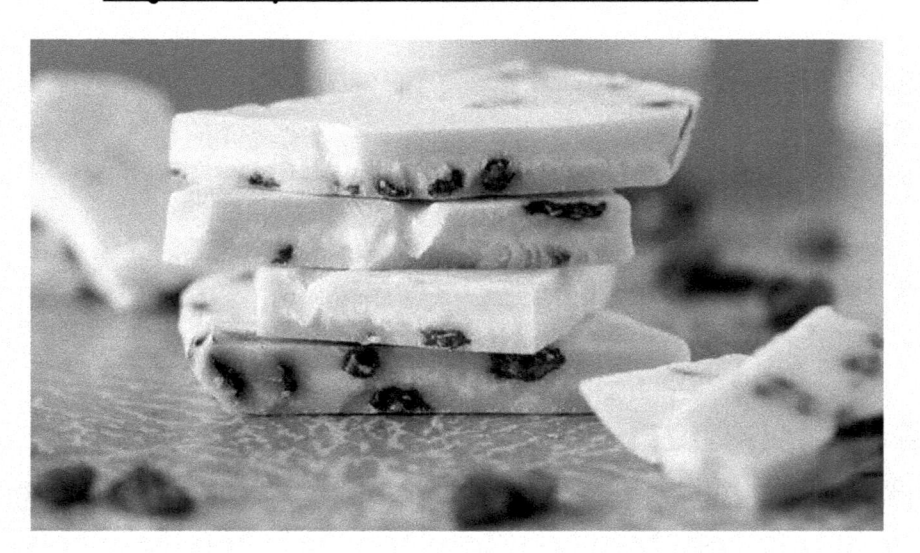

Gumagawa: 4

MGA INGREDIENTS:
- 12 ounces White Chocolate Chips
- 3-4 ounces Goji Berries
- Pula at Puting Pagwiwisik

MGA TAGUBILIN:
a) Gupitin ang isang piraso ng parchment paper sa 8x11''. Ilagay sa tray o cutting board. Ayusin ang kalahati ng goji berries nang pantay-pantay sa ibabaw ng parchment paper.
b) Ilagay ang mga puting tsokolate chips sa isang tasa o pinggan na ligtas sa microwave. Microwave sa 45-segundong mga palugit, haluin sa pagitan hanggang sa matunaw ang tsokolate. Bilang kahalili, maaari mong matunaw ang tsokolate gamit ang double boiler method.
c) Ibuhos ang tinunaw na tsokolate sa mga goji berries at gumamit ng spatula upang ikalat ang tsokolate sa isang manipis na layer sa mga gilid ng parchment. Budburan ang natitirang goji berries at iwiwisik sa ibabaw. Ilipat sa refrigerator upang ganap na lumamig at i-set up.
d) Gupitin sa nais na laki at ihain.

29. Coconut Goji Berry Balls

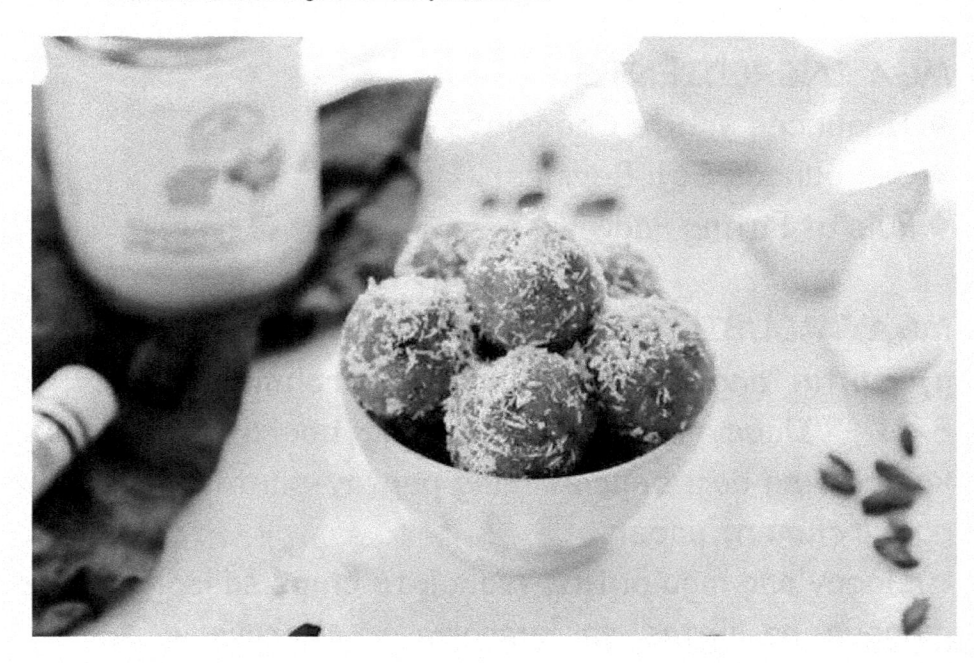

Gumagawa: 15

MGA INGREDIENTS:
- 1 tasa na naka-pack, pitted date
- 1 tasa ng pino o katamtamang unsweetened na ginutay-gutay na niyog
- ½ tasang hilaw na kasoy
- ½ tasang pinatuyong goji berries
- dagdag na niyog para sa patong, opsyonal

MGA TAGUBILIN:
a) Ilagay ang mga petsa sa isang mangkok at takpan ito ng mainit na tubig. Hayaang magbabad ng 15 minuto pagkatapos ay alisan ng tubig.
b) Idagdag ang niyog, goji berries, at cashews sa isang food processor at ihalo nang mataas nang humigit-kumulang 30 segundo.
c) Idagdag ang pinatuyo na mga petsa at iproseso sa isang madurog na masa.
d) Igulong ang kuwarta sa 15 bola at igulong ito sa ginutay-gutay na niyog kung gusto mo. Mag-imbak sa refrigerator nang hanggang 7 araw o freezer hanggang 3 buwan.

30. Goji Coconut Almond Triangles

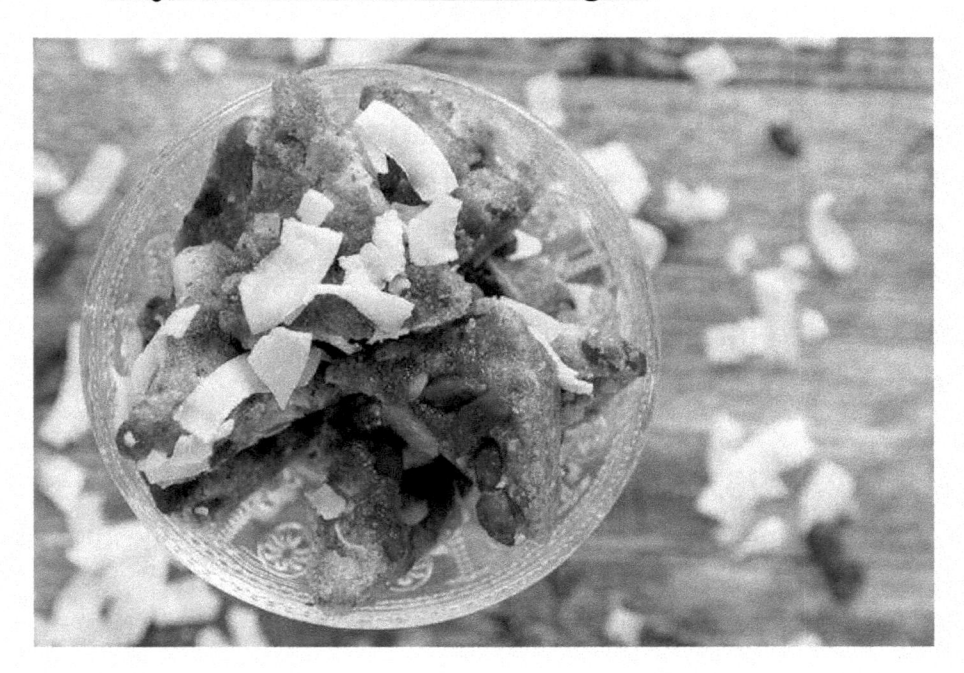

Gumagawa: 6

MGA INGREDIENTS:
- 3 tasang hilaw na almendras
- ½ tasa ng Goji Berries
- 1 tasang coconut flakes
- 2 kutsarang Coconut Water powder
- ⅓ tasang pulot
- 1 kutsarita vanilla extract
- ¼ kutsarita ng asin
- ⅓ mainit na tubig

MGA TAGUBILIN:
a) Sa isang food processor, pulso ang mga almendras hanggang pino. Paghaluin ang natitirang mga tuyong sangkap at pulso muli. Ibuhos sa isang malaking mangkok at itabi.

b) Sa isa pang mangkok, pagsamahin ang pulot, mainit na tubig, at banilya. Haluing mabuti at idagdag ito sa mga tuyong sangkap. Idagdag ang cinnamon at asin at haluing mabuti.

c) Ilagay ang timpla sa isang malaking baking dish at gamit ang iyong mga kamay, pindutin nang pantay-pantay sa kawali.

d) Hayaang lumamig ang mga bar sa refrigerator nang hindi bababa sa 30 minuto bago hiwain ang mga ito sa mga parisukat upang ihain.

31. Açaí Energy Ball

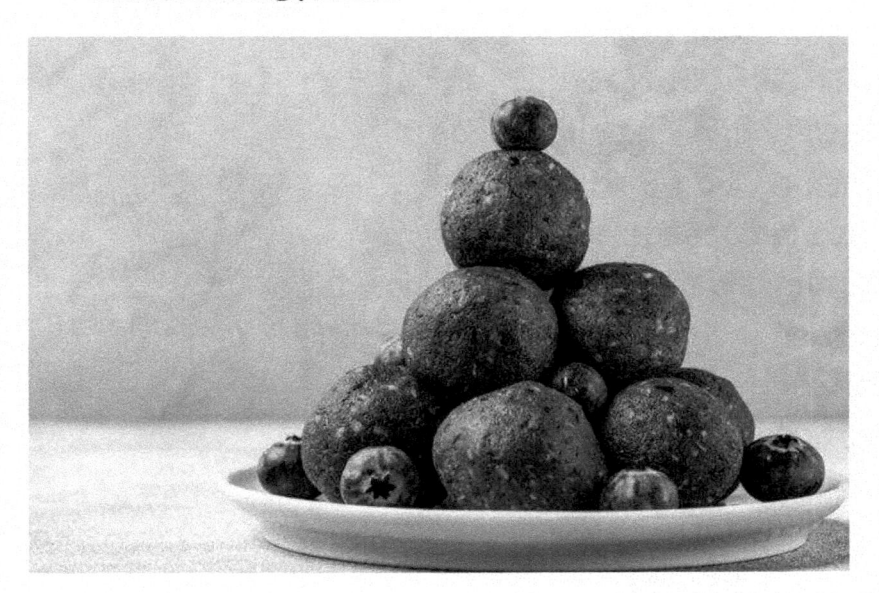

Gumagawa: 6 Servings

MGA INGREDIENTS
- 2 kutsarang Açaí powder
- 1 tasa makinis na cashew butter
- ¼ tasa ng maple syrup o isa pang likidong pampatamis na pipiliin
- ½ tasang rolled oats
- ¼ tasa ng tuyo na niyog
- ½ tasa ng protina na pulbos

MGA TAGUBILIN
a) sa isang mangkok paghaluin ang cashew butter, rolled oats, Açaí powder, pure maple syrup, desiccated coconut, at protein powder
b) sa sandaling ganap na pinagsama, kutsara ang isang natambak na halaga ng kutsara sa isang pagkakataon at pindutin nang mahigpit ang pinaghalong magkasama sa iyong mga kamay
c) gumulong sa pagitan ng iyong mga palad upang bumuo ng isang bola, pagkatapos ay ilagay sa isang tray na may linya na may parchment paper
d) kapag ang lahat ng timpla ay pinagsama sa mga bola, ilagay ito sa refrigerator sa loob ng ilang oras

32. Mga Açaí Bar

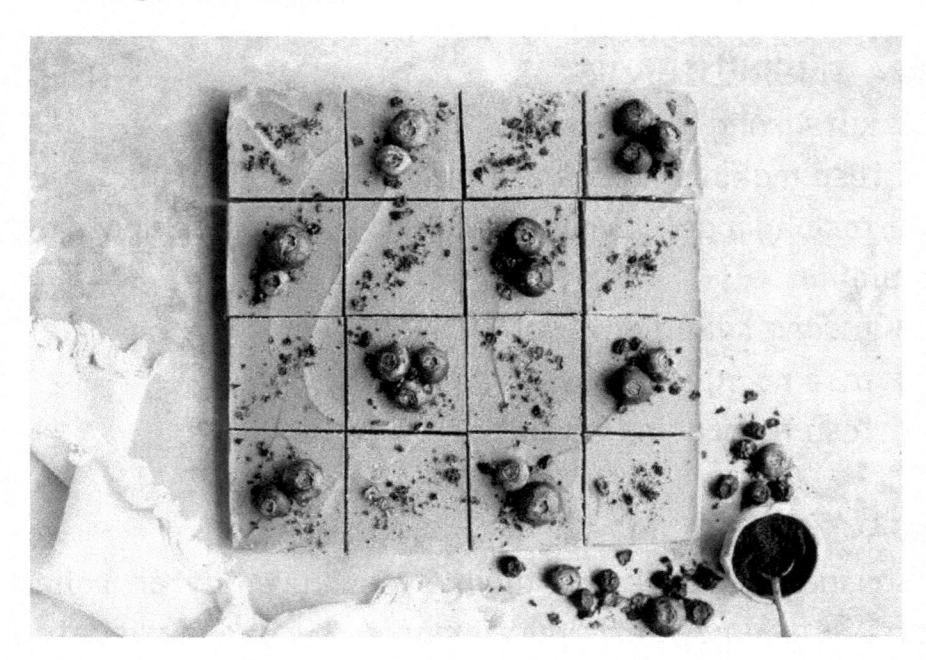

Gumagawa: 10 bar

MGA INGREDIENTS
- $\frac{1}{2}$ tasa raw walnuts
- 1 $\frac{1}{2}$ tasang rolled oats
- $\frac{1}{4}$ kutsarita ng asin sa dagat - opsyonal
- $\frac{3}{4}$ tasa na naka-pack, pitted soft Medjool date - humigit-kumulang 9-10 medium date
- $\frac{1}{4}$ tasa ng buto ng abaka
- $\frac{1}{4}$ tasa ng Açaí powder
- $\frac{1}{4}$ tasa ng maple syrup
- 1 kutsarita vanilla extract
- $\frac{1}{2}$ tasa ng vegan chocolate chips
- $\frac{1}{4}$ tasa ng ginutay-gutay na unsweetened coconut flakes
- $\frac{1}{4}$ tasa ng goji berries

MGA TAGUBILIN
a) Painitin muna ang hurno sa 350 F. Linya ng parchment paper ang isang 8×8 baking pan.
b) Idagdag ang mga walnuts sa food processor at iproseso hanggang maputol sa napakaliit na piraso.
c) Sa isang hubad na baking sheet, idagdag ang mga oats at ang mga walnuts mula sa food processor.
d) Gamitin ang iyong mga kamay upang ikalat at pagsamahin, pagkatapos ay budburan ng asin sa dagat, kung ninanais. Maghurno ng 10-12 minuto o hanggang medyo brown. Ilipat sa isang mangkok upang bahagyang lumamig.

e) Isang baking pan na natatakpan ng mga oats at walnuts.

f) Samantala, sa food processor, idagdag ang mga petsa, buto ng abaka, Açaí powder, maple syrup, at vanilla. Haluin hanggang sa lubusang pagsamahin.

g) Alisin ang talim at gamit ang isang spatula, ilipat ang Açaí mixture sa isang medium bowl.

h) Idagdag ang toasted oat/walnut mix sa mangkok at ihalo sa Açaí mixture. Haluin gamit ang isang kutsara hanggang sa lubusang pagsamahin. Tiklupin ang chocolate chips at ihalo upang pagsamahin.

i) Ilipat ang timpla sa 8×8 pan at pindutin nang pantay-pantay. Gumamit ng spatula upang pindutin nang mahigpit. Pagkatapos ay iwisik ang mga goji berries sa itaas nang pantay-pantay at pindutin ang pababa sa pinaghalong, pagkatapos ay idagdag ang mga coconut flakes, pindutin nang mahigpit. Kung mas pinindot mo, mas mahusay na magkakasama ang mga bar.

j) I-freeze ng 20 minuto para tumigas. Kapag handa na, alisin sa pamamagitan ng paghawak sa mga gilid ng parchment paper at ilipat sa isang cutting board. Gamit ang isang malaking kutsilyo, gupitin sa 10 mga parisukat.

k) Mga tagubilin sa pag-iimbak: Panatilihin sa refrigerator sa isang lalagyan ng airtight hanggang 2 linggo o sa freezer sa loob ng 2 buwan. Kung nagyelo, lasaw sa refrigerator magdamag.

33. Ashwagandha Hazelnut Squares

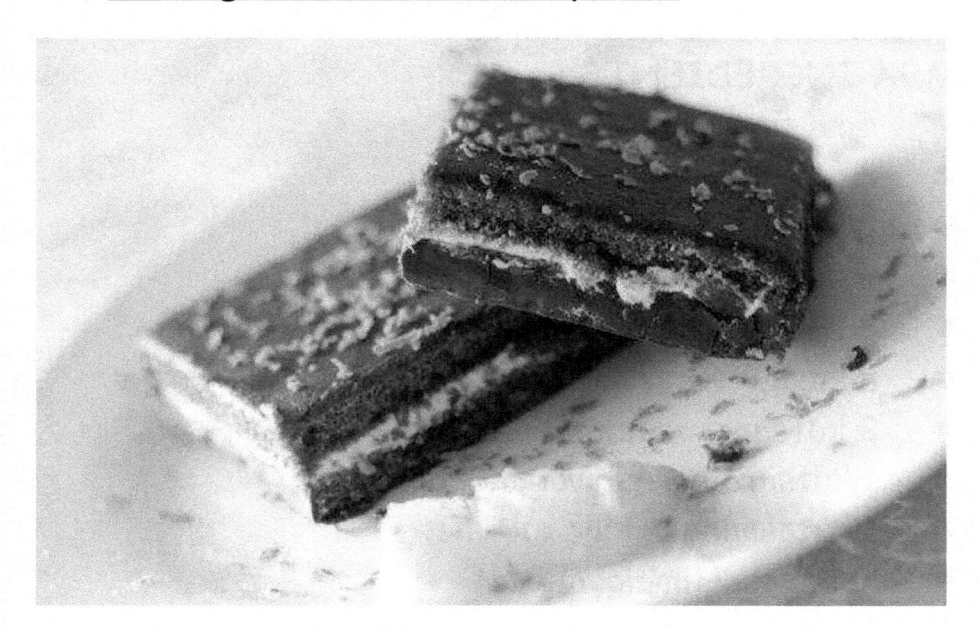

Gumagawa: 8

MGA INGREDIENTS:
- 4 na tuyo na petsa
- 2 pinatuyong mga aprikot
- 2 kutsarang hilaw na pulot
- 8 hazelnuts
- 8 kalahati ng walnut
- 8 kasoy
- 2 kutsarang gadgad na niyog
- 1 kutsara ng Ashwagandha powder
- 1 kutsarang vanilla extract
- Kurot ng Himalayan salt
- 1 kutsarita sesame seeds para sa dekorasyon

MGA TAGUBILIN:
a) Sa isang food processor, pagsamahin ang lahat ng sangkap at timpla hanggang makinis.
b) Gamit ang isang spatula, ikalat ang timpla sa isang baking sheet na nilagyan ng parchment paper.
c) Budburan ng sesame seeds at palamigin ng hindi bababa sa kalahating oras.
d) Kunin ito sa refrigerator at gupitin sa apat na parisukat.

34. Ashwagandha cashew bar

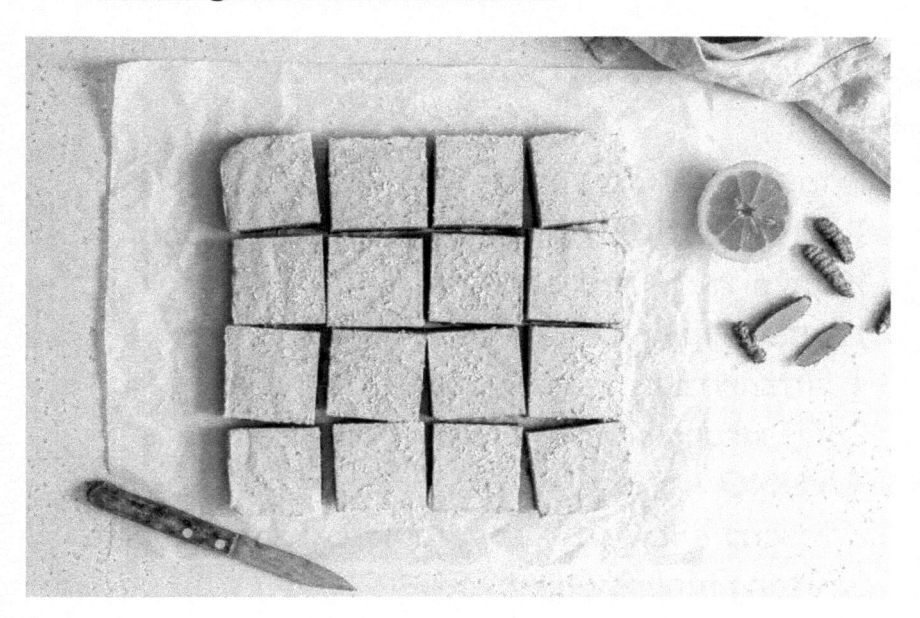

Gumagawa: 16 bar

MGA INGREDIENTS:
CRUST
- ¾ tasang hinimay na niyog
- 1 ¾ tasa activated sunflower seeds, babad
- ⅓ cup pitted Medjool date
- 1 kutsarita ng Ceylon cinnamon
- ½ kutsarita ng asin sa dagat
- 2 kutsarang cold-pressed coconut oil

PAGPUPUNO
- 2 tasang hilaw na kasoy, ibinabad sa magdamag
- 1 tasang hinimay na niyog
- 1 tasa ng niyog kefir
- ⅓ tasa ng maple syrup, sa panlasa
- ¼ kutsarita ng vanilla bean
- 2 kutsarang sariwang lemon juice
- 1 kutsarita ng lemon zest
- 2 kutsarang Ashwagandha powder
- ½ kutsarita ng asin sa dagat
- ½ kutsarita ng turmeric powder
- ¼ kutsarita ng itim na paminta
- ¼ tasa ng langis ng niyog

MGA TAGUBILIN:
CRUST
a) Sa isang kasirola, tunawin ang lahat ng langis ng niyog.
b) Pagsamahin ang tinadtad na niyog, sunflower seeds, Medjool date, cinnamon, at sea salt sa isang

food processor. Pulse ang pinaghalong hanggang sa ito ay bumuo ng isang pinong gumuho.
c) Dahan-dahang ibuhos ang 2 kutsara ng warmed coconut oil. Pulse muli ang mga sangkap.
d) Ibuhos ang pinaghalong crust sa isang may linyang brownie pan at pindutin nang mahigpit at pantay-pantay upang bumuo ng crust.
e) Ilagay ito sa freezer.

PAGPUPUNO
f) Sa isang food processor, pagsamahin ang cashews, grated coconut, kefir, maple syrup, vanilla bean, lemon juice, lemon zest, Ashwagandha powder, salt sea, turmeric, at black pepper hanggang sa mabuo ang pinong gumuho.
g) Dahan-dahang haluin ang tinunaw na coconut oil/butter.
h) Kuskusin ang pagpuno ng ginintuang gatas sa ibabaw ng crust gamit ang isang spatula at ikalat ito nang pantay-pantay.
i) Ilagay ang amag sa refrigerator magdamag para tumigas.
j) Ilabas ang ulam sa refrigerator/freezer kapag handa nang ihain.
k) Ilagay ang bloke sa isang malaking cutting board at lasaw sa loob ng 10 hanggang 15 minuto kung kinakailangan.
l) Gupitin ito sa 16 na parisukat nang pantay-pantay.
m) Ihain kaagad na may kasamang coconut flakes sa ibabaw!

35. Nut butter at coconut balls

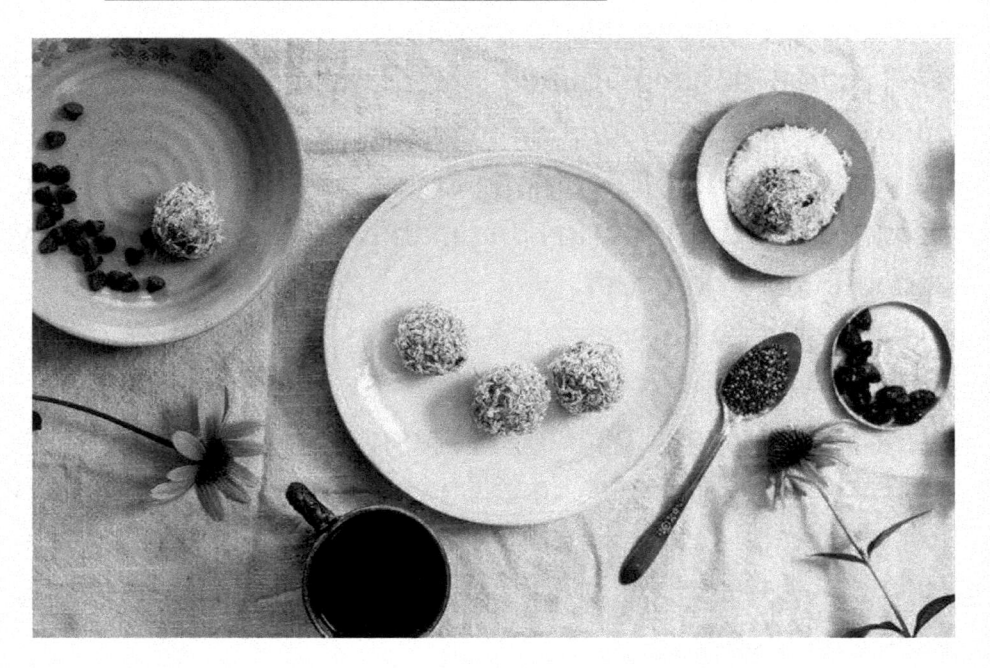

Gumagawa: 12 bola

MGA INGREDIENTS:
- 16 oz. mantikilya ng hazelnut
- ½ tasa ng pinatuyong prutas
- ½ tasang semi-sweet chocolate chips o cocoa nibs
- ¼ tasa ng chia seeds
- ¼ tasa ng pulot o agave syrup
- ¼ tasa ng Ashwagandha powder
- ½ kutsarita ng turmeric powder
- ½ kutsarang giniling na kanela
- Mga coconut flakes, sapat na para sa patong

MGA TAGUBILIN:
a) Paghaluin ang lahat ng sangkap hanggang sa magmukha silang pinatuyong cookie dough.
b) Hatiin ang kuwarta sa maliliit na bola.
c) Pahiran ang mga bola ng coconut flakes.
d) Iwanan upang magpahinga ng 1 oras sa refrigerator upang patigasin.

36. Date Truffles

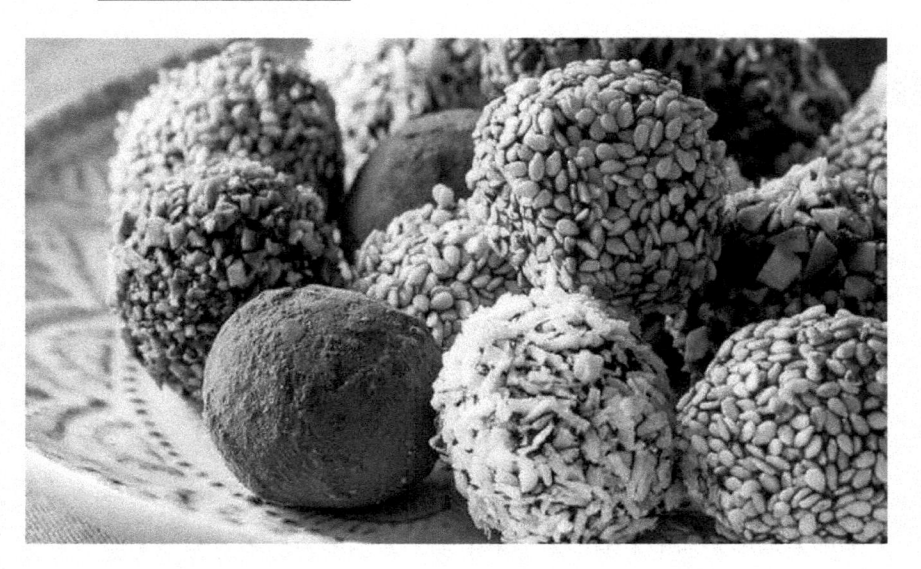

Gumagawa: 8

MGA INGREDIENTS:
- 10 datiles, tuyo at pitted
- 2 kutsarita ng ashwagandha powder
- ½ tasang dark o semi-sweet chocolate chips
- 1 kutsarita ng langis ng niyog, pino
- Sea salt at sesame seeds para sa topping

MGA TAGUBILIN:
a) Gamit ang blender o food processor, timpla ang mga petsa at ashwagandha sa isang paste. Pagulungin sa maliliit na bola. Kung masyadong malagkit sa hugis, palamigin ng 10 minuto. Samantala, painitin ang chocolate chips at coconut oil sa isang maliit na kawali sa katamtamang init. Haluin nang madalas.
b) Isawsaw ang mga bola ng petsa sa tsokolate upang i-coat, at iligtas gamit ang isang kutsara. Ilagay sa isang baking sheet na nilagyan ng parchment paper at budburan ng sea salt at sesame seeds. Palamigin o i-freeze upang lumamig at itakda ang tsokolate.

37. <u>Ashwagandha Trail Mix</u>

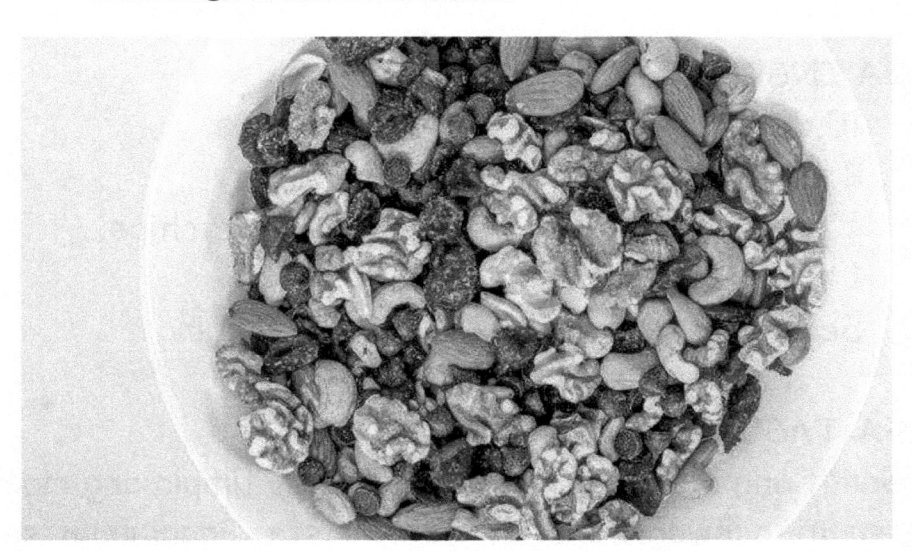

Gumagawa: 4

MGA INGREDIENTS:
- 1 kutsarang langis ng niyog
- 1 kutsarita ng cumin powder
- 1 kutsarita ng cardamom powder
- 1 tasang gintong pasas
- 1 tasang buto ng kalabasa
- 1 kutsarang linga
- 1 kutsarita ng ashwagandha powder

MGA TAGUBILIN:
a) Sa isang maliit na kawali, init ng langis ng niyog sa katamtamang init. Pagkatapos matunaw ang langis, magdagdag ng kumin at cardamom. Init ang mantika at pampalasa sa loob ng 1 minuto o hanggang sa maging mabango.

b) Idagdag ang mga pasas, mga buto ng kalabasa, at mga buto ng linga sa kawali at haluin upang pantay na malagyan ng mantika at mga halamang gamot.

c) Haluin paminsan-minsan sa loob ng 3-5 minuto o hanggang ang mga buto ay magsimulang maging kayumanggi, pagkatapos ay alisin sa init at ihalo sa ashwagandha. Ilipat sa parchment paper at ikalat nang pantay-pantay upang lumamig.

d) Kumain habang mainit pa para sa dagdag na epekto sa saligan.

38. Walang-Bake Energy Balls

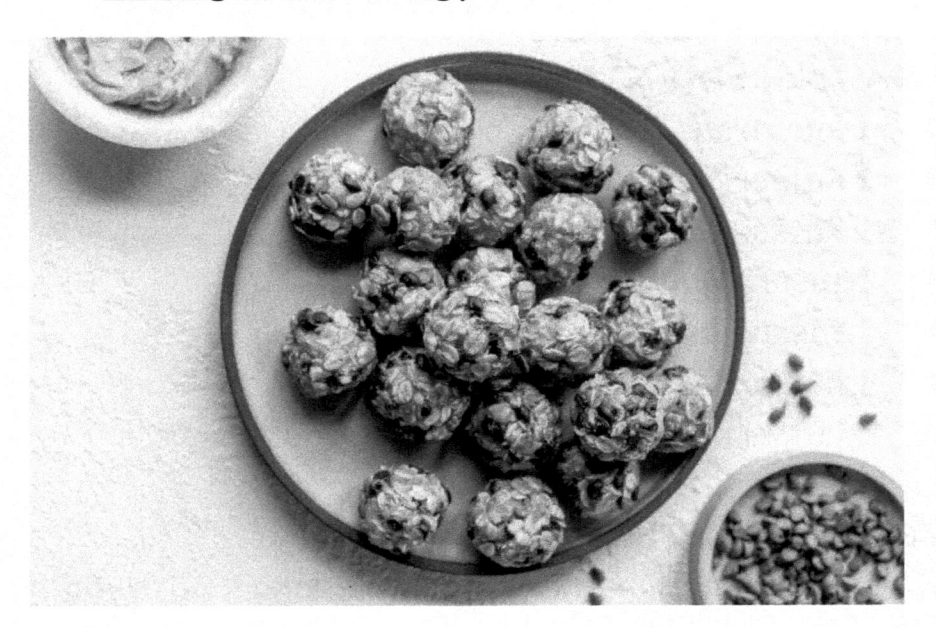

Gumagawa: 4

MGA INGREDIENTS:
PARA SA MGA ENERGY BALLS:
- ¾ tasa ng mga walnut na binasa at na-dehydrate
- ¾ tasa ng mga almendras na binasa at na-dehydrate
- 8 petsa ang pinaglaban
- ⅛ tasa ng chia seeds
- 1-½ kutsarang langis ng niyog
- ¼ tasa ng cacao powder
- 1-½ kutsarang hilaw na pulot
- 1 kutsarita ng giniling na kanela
- 1 kutsarita vanilla extract
- 2 kutsarang maca powder
- 2 kutsarita ng ashwagandha powder
- 2 kutsarang cacao nibs opsyonal

PARA SA PAG-ROROLL NG ENERGY BALLS SA:
- Ang berry powder ay ginawa sa pamamagitan ng paggiling ng mga freeze-dried na berry
- hindi matamis na ginutay-gutay na niyog
- pulbos ng kakaw

MGA TAGUBILIN:
a) Ibabad ang mga petsa sa maligamgam na tubig nang humigit-kumulang 10 minuto upang mapahina ang mga ito.

b) Habang nakababad ang mga petsa, gilingin ang mga almendras at walnut sa isang food processor.

c) Salain ang tubig mula sa mga petsa at idagdag ang mga ito sa food processor. Pulse hanggang sa mabuo ang pare-parehong "tulad ng kuwarta". Idagdag ang natitirang sangkap at pulso hanggang sa maayos na pinagsama.

d) Bumuo ng mga bola. Roll sa berry powder, ginutay-gutay na niyog, o cacao powder kung gusto. Mag-imbak sa isang nakatakip na lalagyan sa refrigerator nang hanggang 4 na araw.

39. Mga Healthy Ball ng Ashwagandha

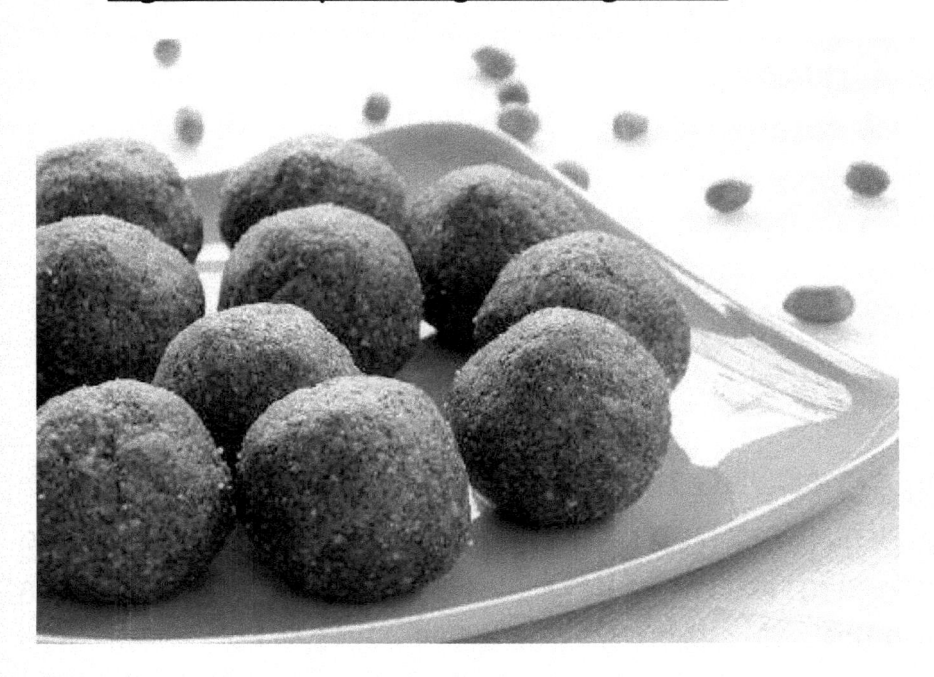

Gumagawa: 4

MGA INGREDIENTS:
- ½ tasang palm jaggery
- ¼ tasa ng Organic Ashwagandha powder
- 3 kutsarang ghee
- 1 kutsarita ng cardamom powder
- 1 kutsarita ng cinnamon powder
- 1 kutsarang harina ng trigo

MGA TAGUBILIN:
a) Init ang isang makapal na ilalim na kawali sa mababa hanggang katamtamang apoy at magdagdag ng palm jaggery at kaunting tubig. Patuloy na haluin ito hanggang sa tuluyang matunaw ang jaggery at maging katulad ng string.

b) Ngayon magdagdag ng Ashwagandha powder. Bigyan ito ng isang magandang halo upang ito ay pinagsama ng mabuti sa jaggery.

c) Katulad nito, magdagdag ng ghee at muli itong ihalo nang mabuti. Gayundin, ibaba ang apoy at magdagdag ng cardamom powder at harina ng trigo. Muli, haluing mabuti at patayin ang apoy.

d) Palamigin ang inihandang halo sa loob ng 5 minuto. Kapag medyo mainit na ito, hubugin ito ng mga bola. Siguraduhin na ang mga bola ay hindi masyadong maliit at hindi masyadong malaki. Humigit-kumulang isang onsa bawat isa. Ihain o iimbak sa isang lalagyan ng hangin o garapon na salamin.

40. Cacao Ashwagandha Almonds

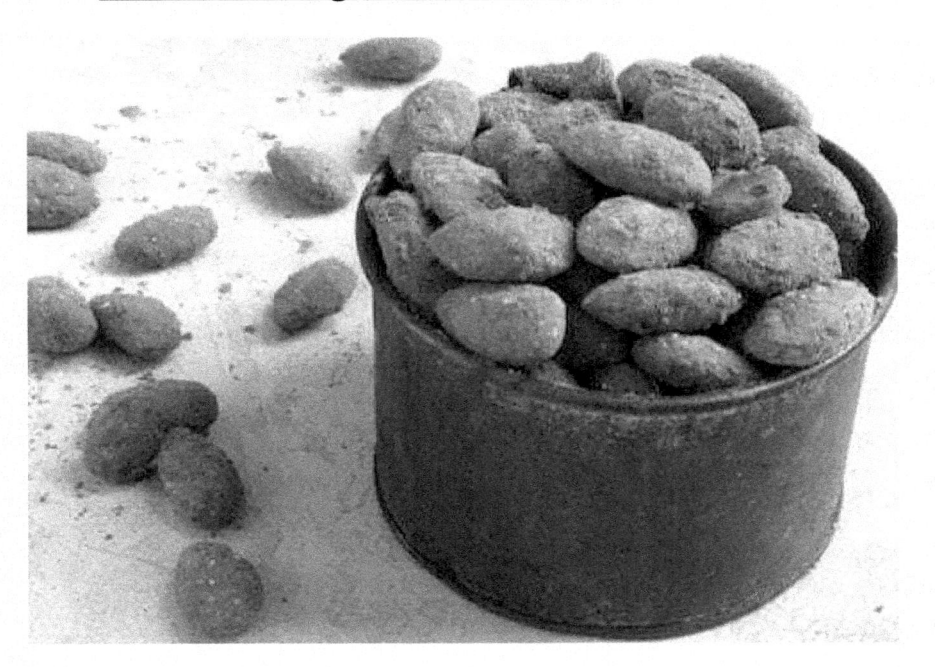

Gumagawa: 3 tasa

MGA INGREDIENTS
- 3 Tasang Hilaw na Almendras
- 2 Kutsarang Extra Virgin Olive Oil
- ¼ tasa ng Purong Maple Syrup
- 1 Kutsarita ng Sea Salt

PAGPAPAKOT
- ¼ tasang Asukal ng niyog
- ¼ Cup Raw Cacao Powder - hinati
- 2 Kutsarita ng Ashwagandha Powder

MGA TAGUBILIN
PAGPAPAKOT

a) Sa isang food processor, pulso ang asukal, 2 kutsara ng kakaw, at ang ashwagandha nang magkasama.

b) Itabi, kasama ang isang maliit na mangkok na may natitirang 2 kutsara ng cacao powder.

MGA ALMOND

c) Painitin ang hurno sa 350 degrees.

d) Ikalat ang mga almendras sa isang layer sa isang baking sheet na may parchment at maghurno ng 10 minuto.

e) Sa isang medium na mangkok, ihalo ang mantika, maple syrup, at asin.

f) Kapag naluto na ang mga almendras sa loob ng sampung minuto, idagdag sa mangkok ng likido at ihagis hanggang sa mabalot nang husto. Ikalat ang mga almendras nang pantay-pantay sa baking sheet.

g) Ilagay muli sa oven para sa 4 pang minuto, pukawin, at pagkatapos ay ilagay muli sa loob ng 4 na minuto.

h) Ibuhos ang mga almendras kasama ang anumang caramelized syrup na nananatili sa mangkok.

i) Haluin ng mabuti ang cacao mix.

j) Pantay-pantay na ikalat ang mga almendras sa baking sheet na may bagong sheet ng parchment paper. Hayaang lumamig.

k) Gamit ang isang maliit na fine-mesh handheld strainer o mesh tea strainer, lagyan ng alikabok ang mga almendras gamit ang nakareserbang pulbos ng kakaw o iling ang mga ito sa isang garapon.

41. Mga Kagat ng Protein ng Cacao

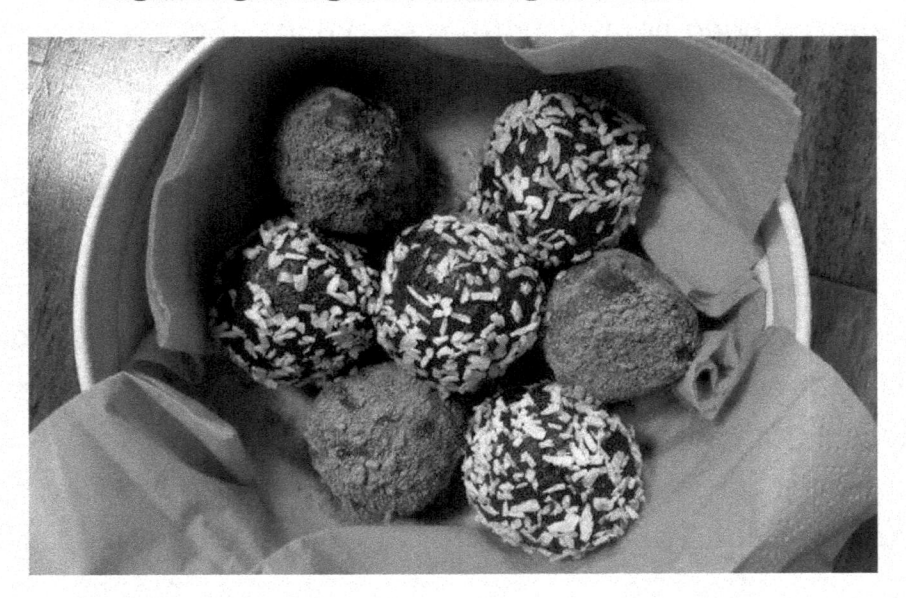

Gumagawa: 4

MGA INGREDIENTS:
- 1 tasang plain old-fashioned oats
- $\frac{1}{2}$ tasa ng vanilla o plain protein powder
- $\frac{1}{2}$ tasang creamy peanut butter
- 3 kutsarang pulot
- $\frac{1}{4}$ tasa tinadtad na inasnan na mga almendras
- $\frac{1}{4}$ tasang cacao nibs
- 1 kutsarita vanilla extract
- 1 kutsarita ng ashwagandha powder

MGA TAGUBILIN:
a) Pagsamahin ang lahat ng mga sangkap sa isang medium mixing bowl.
b) Roll sa bola; palamigin upang itakda.
c) Mag-imbak sa temperatura ng kuwarto o sa ref ng hanggang 1 linggo.

42. Peppermint Chocolate Bark

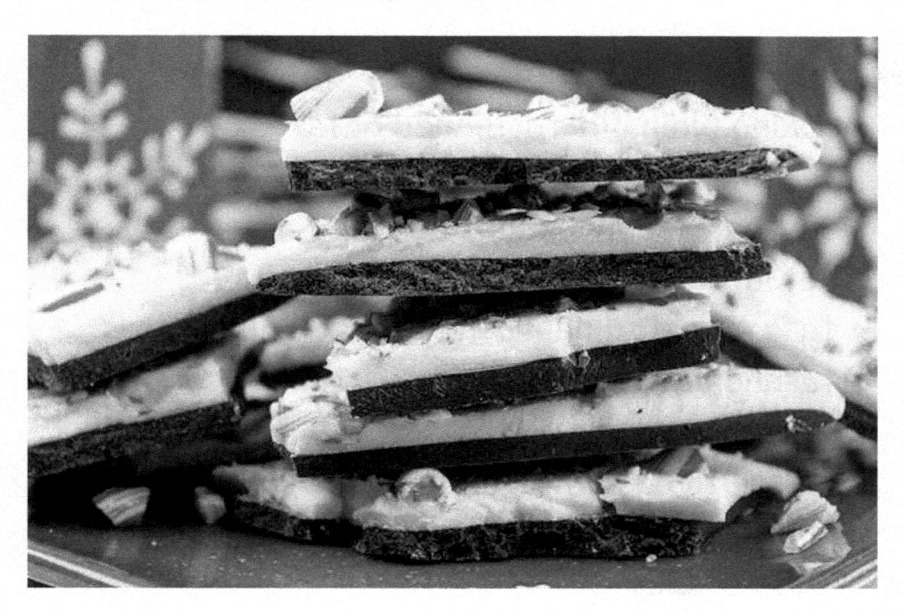

Gumagawa: 4

MGA INGREDIENTS:
- 1 ½ tasang kakaw
- 1 kutsarita ng Ashwagandha Root
- 1 tasang langis ng niyog
- 1 kutsarita ng vanilla
- ½ kutsarita ng kanela
- ¼ kutsarita ng nutmeg
- 2 kutsarang maple syrup
- 3 peppermint sticks minasa up

MGA TAGUBILIN:
a) Lalagyan ng parchment paper ang baking tray at itabi
b) Sa isang medium-sized na kasirola sa mababang init, simulan ang pagtunaw ng langis ng niyog. Susunod, pagsamahin ang lahat ng karagdagang sangkap at malumanay na haluin hanggang makinis (mga 1 min)
c) Patayin ang apoy at ilipat sa iyong baking sheet na nilagyan ng parchment gamit ang isang spatula
d) Dahan-dahang iwisik ang durog na peppermint sa ibabaw ng tsokolate
e) Ilagay sa refrigerator sa loob ng 3 oras o magdamag
f) Hatiin ang bark sa nais na laki. Itabi sa mga mason jar o ihain kaagad

43. Açaí Maqui Berry Bars

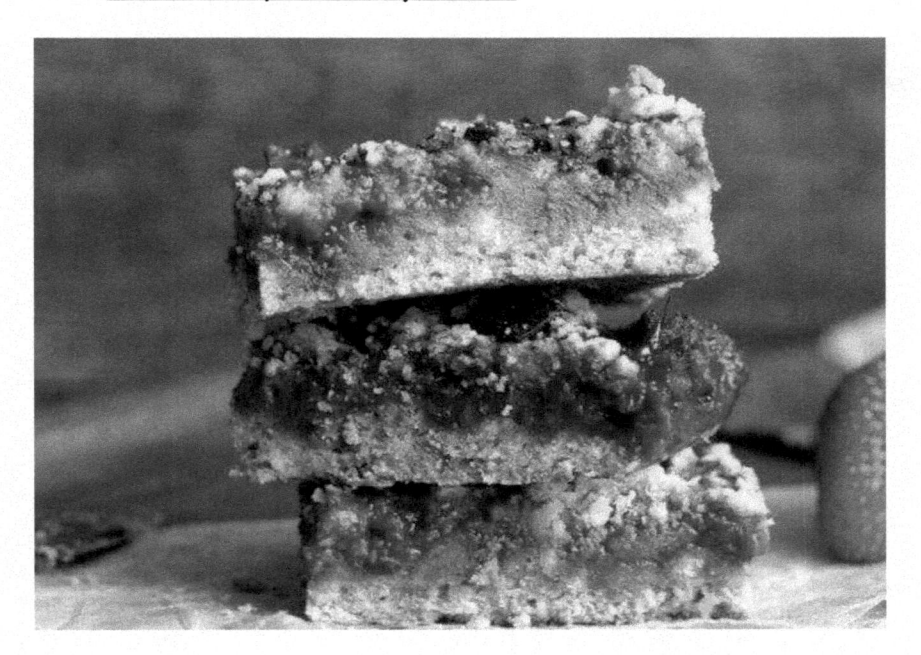

Gumagawa: 16 bar

MGA INGREDIENTS
PARA SA CUSTO
- ¾ tasa ng unsweetened flaked coconut
- ¼ tasa ng almond flour
- 4 pitted Medjool date
- 2 kutsarang langis ng niyog
- ¼ kutsarita ng kosher na asin

PARA SA CHEESECAKE
- 2 tasang hilaw na kasoy, ibinabad
- ½ tasa ng de-latang full-fat na gata ng niyog
- ¼ tasa ng langis ng niyog, natunaw at pinalamig
- ⅓ tasa ng purong maple syrup
- ¼ tasa sariwang lemon juice
- ¼ tasa Açaí Maqui Berry Mix
- Blueberries upang palamutihan

MGA TAGUBILIN

a) Lagyan ng parchment paper ang isang 8×8" na kawali at lagyan ng mantika ng niyog. Itabi.

b) Idagdag ang niyog, almond flour, pitted dates, coconut oil, at asin sa isang food processor o high-powered blender at pulbusin hanggang sa ito ay magsama-sama sa isang uri ng malagkit na masa, na may natitira pang maliliit na piraso. Huwag mag-over-process, o ito ay magiging nut butter! Pindutin nang pantay-pantay ang date dough sa ilalim ng inihandang kawali.

c) Sa parehong food processor o high-powered blender, pagsamahin ang lahat ng filling ingredients at timpla ng 2-3 minuto, o hanggang sa maging malasutla at creamy ang timpla. Kuskusin ang mga gilid kung kinakailangan.

d) Kapag ito ay makinis, tikman ang timpla at ayusin ang mga antas ng tamis/tartness, kung ninanais.

e) Ibuhos ang pagpuno sa inihandang kawali sa ibabaw ng crust. Pakinisin ang itaas at i-tap ang kawali nang malakas sa counter nang ilang beses upang palabasin ang anumang mga bula ng hangin.

f) Ilagay sa isang patag na ibabaw sa freezer upang matigas nang hindi bababa sa 3 oras bago hiwain. Inirerekomenda kong patakbuhin ang iyong kutsilyo sa ilalim ng mainit na tubig upang mapainit ito bago putulin ang mga bar gamit ang mainit pa ring kutsilyo. Hayaang matunaw ang mga ito sa temperatura ng silid sa loob ng 10-15 minuto bago ihain.

g) Itabi ang mga natira na nakabalot sa freezer.

44. Chocolate AÇAÍ Truffle Bites

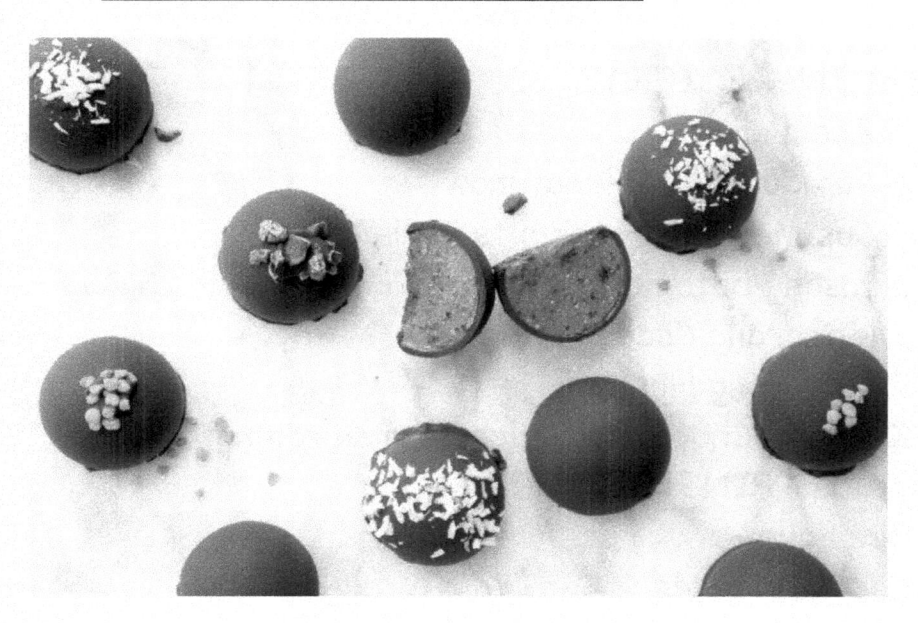

Gumagawa: 6 Servings

MGA INGREDIENTS
- ½ Açaí Puree
- ¼ Cup Coconut Oil, natunaw
- ½ Cup Medjool Dates pits inalis
- ¼ tasang buto ng abaka
- 2 kutsarang Cacao Powder
- 2 kutsarang Honey
- Kurot ng Chocolate Sauce para sa rolling

MGA TOPPING:
- Bee Pollen
- Coconut Flakes
- Cacao Nibs
- Cayenne Powder

MGA TAGUBILIN:
a) Sa isang food processor, pagsamahin ang açaí, langis ng niyog, datiles, coconut flakes, buto ng abaka, cacao powder, honey, at asin.

b) Ilagay ang halo sa isang mangkok, takpan, at palamigin nang hindi bababa sa isang oras. Kapag tumigas na ang iyong timpla, i-scoop ang mga bola na kasing laki ng kutsarita. Pagulungin ang bawat bola sa sarsa ng tsokolate. Siguraduhing ganap na natatakpan ang mga ito, pagkatapos ay itabi ang mga ito upang tumigas.

c) Bago mabuo ang tsokolate, iwisik ito ng iyong mga toppings.

45. Açaí-Chocolate Covered Saging

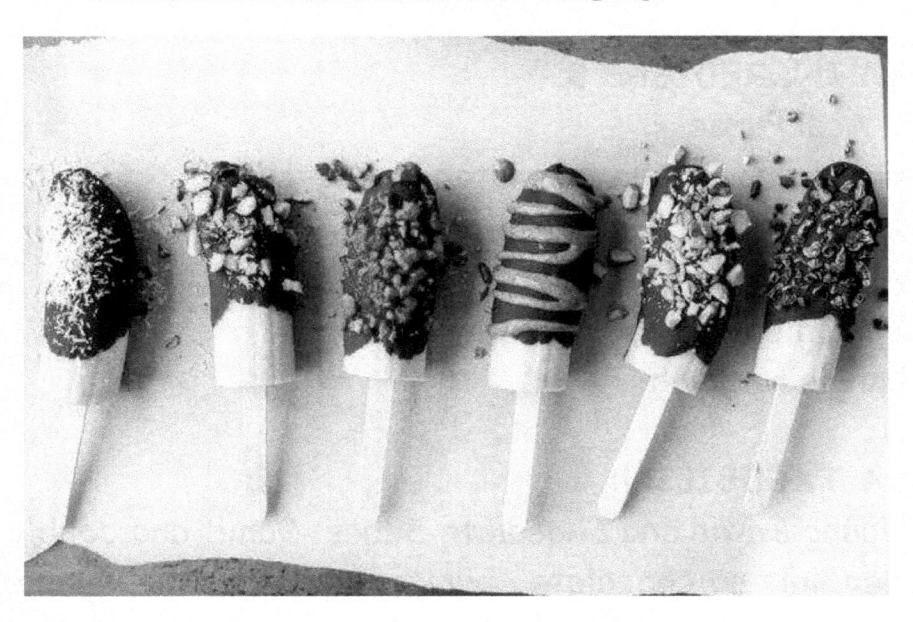

Gumagawa: 6 Servings

MGA INGREDIENTS
- ½ Açaí Puree
- Frozen na Saging, binalatan at nagyelo
- 1 Bar Vegan Dark Chocolate
- Asin ng Dagat
- Vanilla Extract
- Langis ng niyog

MGA TAGUBILIN:
a) Upang Gawin ang Chocolate Sauce: Gamit ang double boiler, init ng chocolate chunks, mantika, asin, vanilla, at Açaí pack. Maaaring kailanganin mong magdagdag ng kaunting langis, ngunit patuloy na haluin para walang masunog.

b) Upang Gawin ang mga Saging: Iguhit ang isang baking sheet na may parchment paper at kunin ang iyong mga frozen na saging mula sa freezer. Maaari mong igulong ang mga ito sa tsokolate o ikalat ang mainit na sarsa ng tsokolate sa kanila gamit ang isang kutsilyo. Kapag nasawsaw na sila sa tsokolate, idagdag ang iyong mga toppings at pagkatapos ay ibalik ang mga ito sa freezer para tumigas. Hayaang mag-freeze nang hindi bababa sa isang oras.

46. Butternut Crostini na may Açaí Drizzle

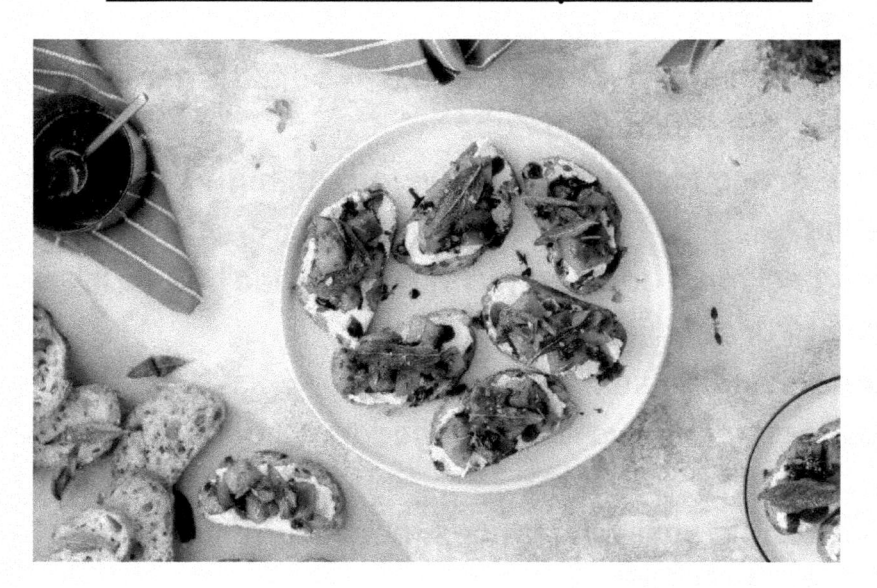

Gumagawa: mga 16 crostini

MGA INGREDIENTS:
- 1 katamtamang butternut squash, binalatan, binilhan, at diced sa ½-pulgadang cube
- 2 kutsarang extra-virgin olive oil, at higit pa para sa drizzling
- ⅓ tasa ng toasted hazelnuts, halos tinadtad
- ½ Açaí Puree
- 2 kutsarang balsamic vinegar
- 1 baguette, hiniwa sa 1-pulgadang makapal na mga bilog
- Tinadtad na sariwang chives, para sa dekorasyon

MGA TAGUBILIN:

a) Painitin ang hurno sa 400 degrees F.

b) Ihagis ang butternut squash na may 2 kutsarang olive oil at timplahan ng asin at itim na paminta. Ikalat nang pantay-pantay sa isang malaking baking sheet at inihaw sa loob ng 20 minuto, ihagis sa kalahati, hanggang ang kalabasa ay malambot at bahagyang karamelo.

c) Samantala, pagsamahin ang Açaí, balsamic, at isang kurot ng asin sa isang maliit na palayok. Dalhin sa isang kumulo at lutuin hanggang sa napakakapal, mga 20 minuto.

d) Kapag handa na ang kalabasa, bahagyang ibuhos ang baguette ng langis ng oliba at i-toast sa mainit na oven. Kapag handa na, itaas ang bawat bilog na tinapay ng isang scoop ng butternut squash, budburan ng mga hazelnut, at lagyan ng Açaí-balsamic sauce. Palamutihan ng chives at ihain.

SUPERFOOD BOWLS

47. Açaí Bowl na may Cabbage Microgreens

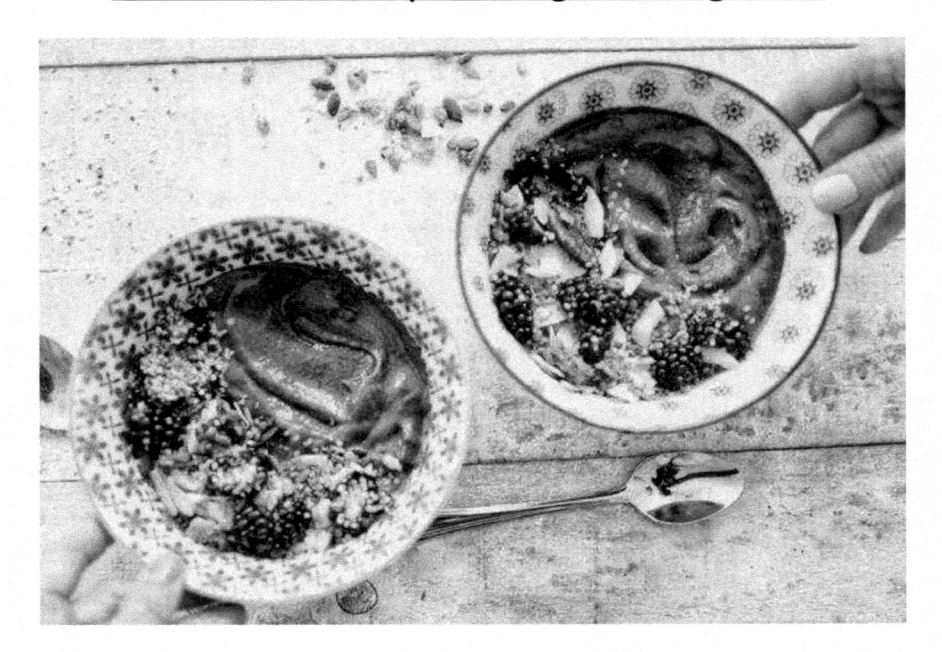

Gumagawa ng: 2 Açaí Bowls

MGA INGREDIENTS:
- ½ tasa ng Microgreens ng repolyo
- 1 frozen na saging
- 1 tasa ng frozen na pulang berry
- 4 na kutsara ng Açaí powder
- ¾ tasang almond o gata ng niyog
- ½ tasa plain Greek yogurt
- ¼ kutsarita ng almond extract

GARNISH:
- Inihaw na coconut flakes
- Mga sariwang prutas tulad ng mga hiwa ng peach, blueberry, raspberry, blackberry, strawberry, o seresa.
- Granola o toasted nuts/seeds
- Patak ng pulot

MGA TAGUBILIN:
a) Haluin ang gatas at yogurt sa isang malaki at high-speed blender. Idagdag ang frozen fruit Açaí, cabbage microgreens, at almond extract. Ipagpatuloy ang paghahalo sa mababa hanggang makinis, magdagdag lamang ng karagdagang likido kung kinakailangan. KAPAL at creamy dapat, parang ice cream!

b) Hatiin ang smoothie sa dalawang mangkok at itaas ito ng lahat ng paborito mong toppings.

48. Açaí Bowl na may Brazil nuts

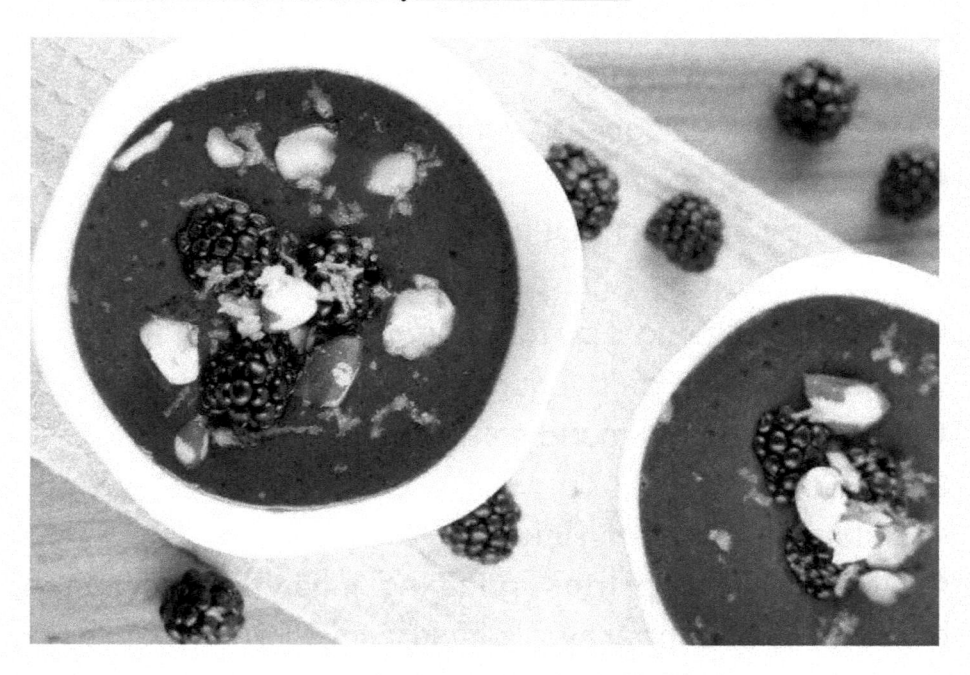

Ginagawa: 1 serving

MGA INGREDIENTS:
- ½ tasa ng Brazil nuts
- 2 aprikot, babad
- 1½ tasang tubig
- 1 kutsarang Açaí powder
- ¼ tasa ng mga blackberry, nagyelo
- 1 kurot na asin

MGA TAGUBILIN:
a) Paghaluin ang Brazil nuts sa tubig at salain sa pamamagitan ng wire strainer.
b) Haluin sa lahat ng iba pang sangkap.

49. Mga Mangkok ng Almusal ng Coconut Quinoa

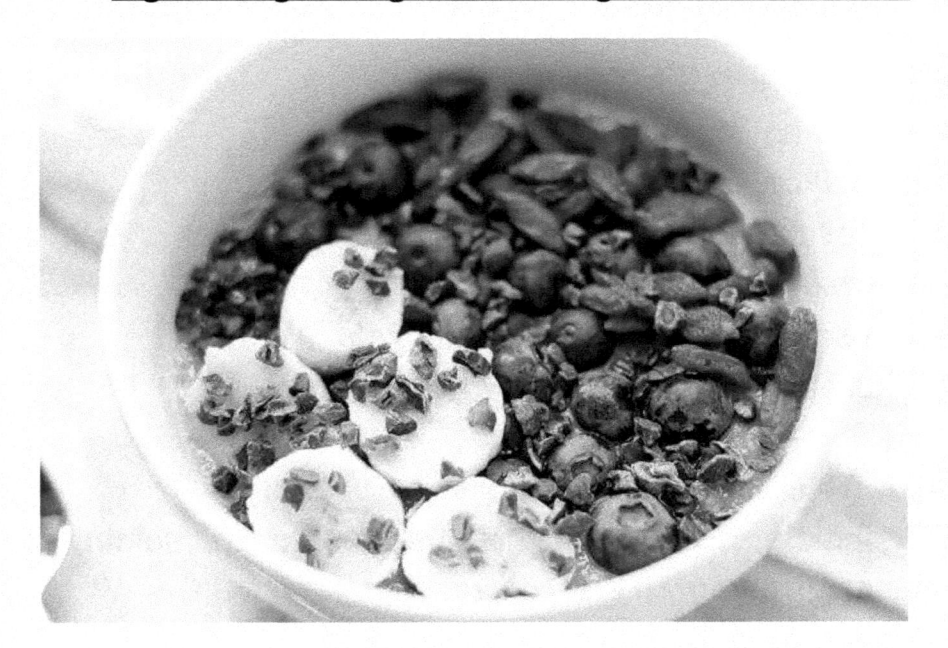

Gumagawa: 4

MGA INGREDIENTS:
- 1 kutsarang langis ng niyog
- 1 ½ tasa pula o itim na quinoa, hinugasan
- 14-ounce na lata ng hindi matamis na gatas ng niyog, at higit pa para sa paghahatid
- 4 tasang tubig
- Pinong asin sa dagat
- kutsarang pulot, agave, o maple syrup
- 2 kutsarita ng vanilla extract
- Yogurt ng niyog
- Blueberries
- Goji berries
- Inihaw na buto ng kalabasa
- Mga toasted unsweetened coconut flakes

MGA TAGUBILIN:

a) Init ang mantika sa isang kasirola sa katamtamang init. Idagdag ang quinoa at toast nang mga 2 minuto, madalas na pagpapakilos. Dahan-dahang haluin ang lata ng gata ng niyog, tubig, at isang kurot na asin. Ang quinoa ay bula at bumubulusok sa simula ngunit mabilis na tumira.

b) Pakuluan, pagkatapos ay takpan, bawasan ang apoy sa mababang, at kumulo hanggang sa umabot sa malambot, creamy consistency, mga 20 minuto. Alisin mula sa init at ihalo ang pulot, agave, maple syrup, at vanilla.

c) Upang maghatid, hatiin ang quinoa sa mga mangkok. Ibabaw na may dagdag na gata ng niyog, coconut yogurt, blueberries, goji berries, pumpkin seeds, at coconut flakes.

50. Mga Mangkok ng Squash Goji

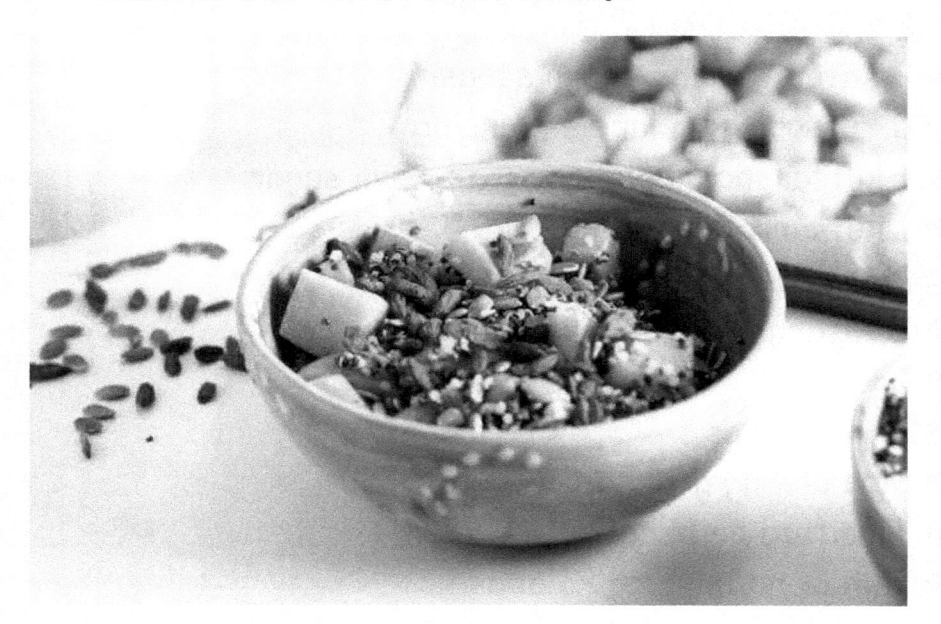

Gumagawa: 4

MGA INGREDIENTS:
- 2 katamtamang acorn squash
- 4 kutsarita ng langis ng niyog
- 1 kutsarang maple syrup o brown sugar
- 1 kutsarita garam masala
- Pinong asin sa dagat
- 2 tasang plain Greek yogurt
- Granola
- Goji berries
- Mga aril ng granada
- Tinadtad na pecans
- Inihaw na buto ng kalabasa
- mantikilya ng nuwes
- Mga buto ng abaka

MGA TAGUBILIN:

a) Painitin muna ang oven sa 375°F.

b) Hatiin ang kalabasa sa kalahati mula sa tangkay hanggang sa ibaba. Kunin at itapon ang mga buto. I-brush ang laman ng bawat kalahati ng langis at maple syrup, at pagkatapos ay budburan ng garam masala at isang kurot ng sea salt. Ilagay ang kalabasa sa isang rimmed baking sheet cut-side down. Maghurno hanggang malambot, 35 hanggang 40 minuto.

c) Baliktarin ang kalabasa at bahagyang palamig.

d) Upang ihain, punan ang bawat kalahati ng kalabasa ng yogurt at granola. Itaas ang mga goji berries, pomegranate aril, pecan, at pumpkin seeds, lagyan ng nut butter at budburan ng mga buto ng abaka.

51. Ang superfood na Yogurt Bowl

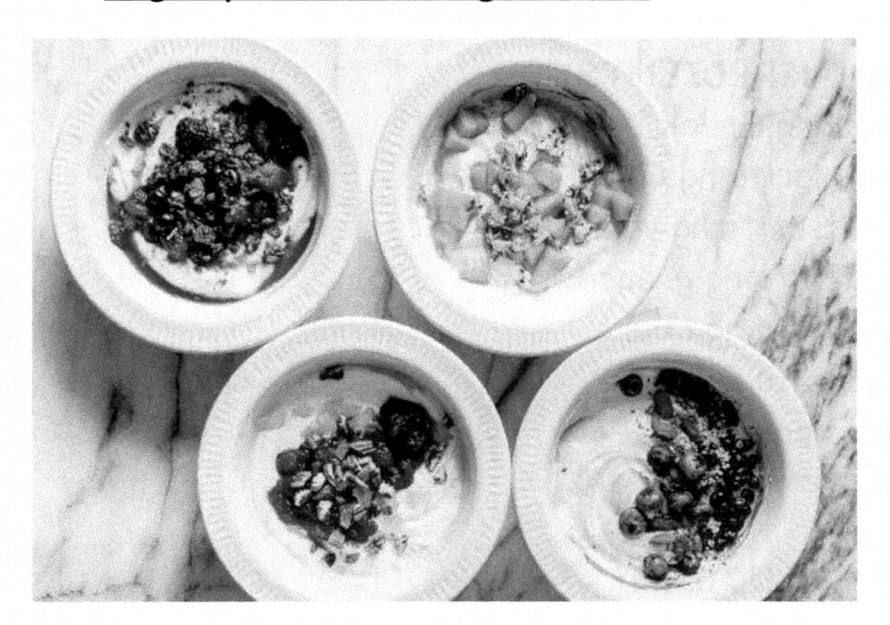

Gumagawa: 4

MGA INGREDIENTS:
- 1 tasang Greek Yogurt
- 1 kutsarita ng Cacao Powder
- ½ kutsarita ng vanilla
- Mga buto ng granada
- Mga buto ng abaka
- Mga buto ng chia
- Goji berries
- Blueberries

MGA TAGUBILIN:
a) Pagsamahin ang lahat ng mga sangkap sa isang mangkok.

52. Açaí Bowl na May Saging at Niyog

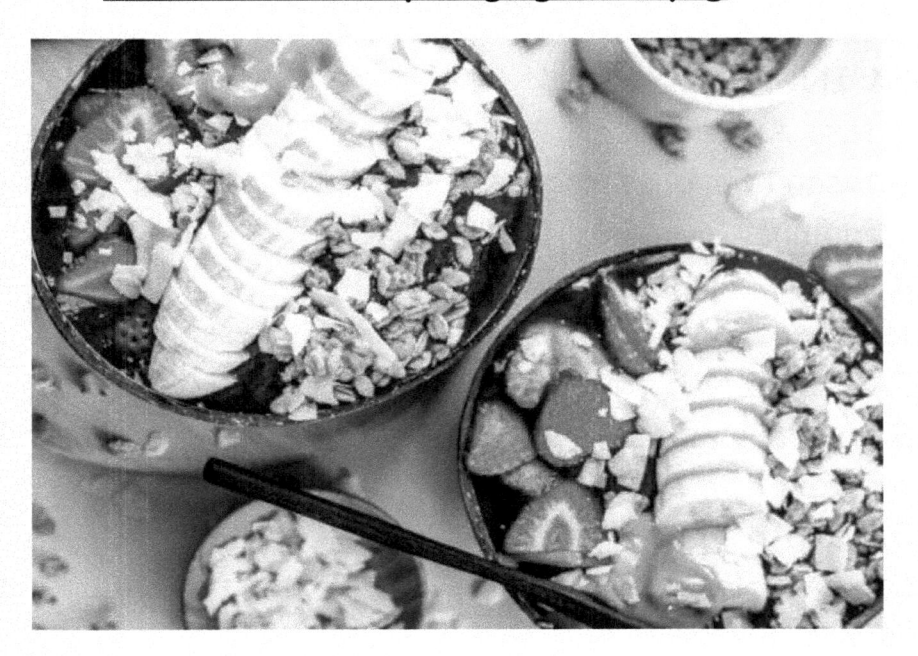

Gumagawa ng: 2 Açaí Bowls

MGA INGREDIENTS
- ¾ tasa Apple Juice
- ½ tasang Coconut Yogurt
- 1 Saging
- 2 tasang frozen Mixed Berries
- 150 g frozen Açaí Puree

MGA TOPPING:
- Strawberries
- saging
- Granola
- Coconut Flakes
- Peanut butter

MGA TAGUBILIN:
a) Sa iyong Blender, idagdag ang apple juice at coconut yogurt.

b) Idagdag ang natitirang mga sangkap at i-secure ang takip. Piliin ang variable 1 at dahan-dahang pataasin sa variable 10. Gamitin ang tamper para itulak ang mga sangkap sa mga blades at timpla ng 55 segundo o hanggang makinis at mag-atas.

53. Açaí Cherry Smoothie Bowl

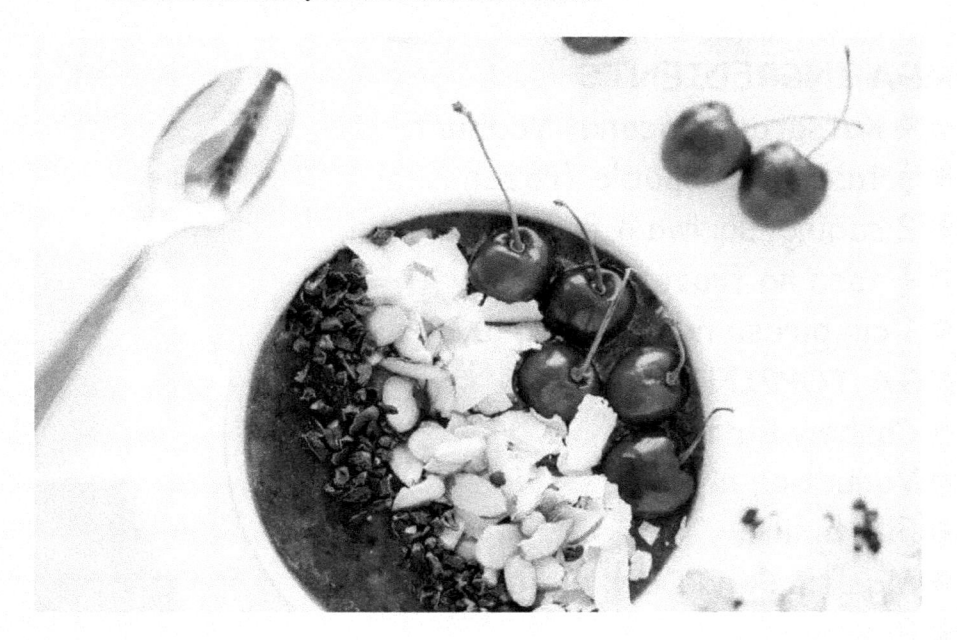

Gumagawa ng: 2 Açaí Bowls

MGA INGREDIENTS
- 4 Kutsarang Coconut Yoghurt
- ½ tasang scoopable frozen Açaí
- 2 saging, sariwa o frozen
- ½ tasa ng frozen na Cherry
- 1 cm piraso ng sariwang luya

MGA TOPPING:
- Cashew Butter
- Yogurt ng niyog
- Fig, hiniwa
- Mga tipak ng Dark Chocolate
- Blueberries
- Mga seresa

MGA TAGUBILIN:
a) Idagdag muna ang iyong coconut yogurt bago idagdag ang natitirang sangkap sa iyong blender container at i-secure ang takip.

b) Haluin nang mataas sa loob ng 55 segundo hanggang mag-atas. Sumandok sa iyong paboritong Coconut Bowl, i-layer ang mga toppings, at magsaya!

54. Açaí bowl na may Sea moss

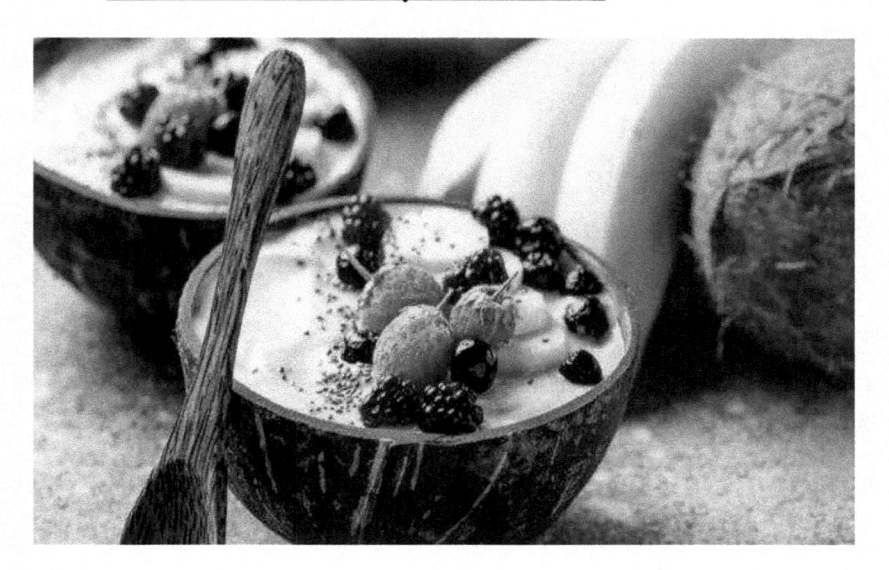

Gumagawa: 4 na bahagi

MGA INGREDIENTS:
- Lumot sa dagat
- Açaí berry purée
- ½ tasa ng granola
- 2 kutsara ng maca powder
- 2 kutsarang cacao powder
- 1 kutsara ng almond butter
- Prutas na iyong pinili
- kanela

MGA TAGUBILIN:
a) Paghaluin ang iyong mga sangkap at magdagdag ng ilang sariwang prutas sa itaas.
b) Enjoy.

55. AÇAÍ Mango Macadamia Bowl

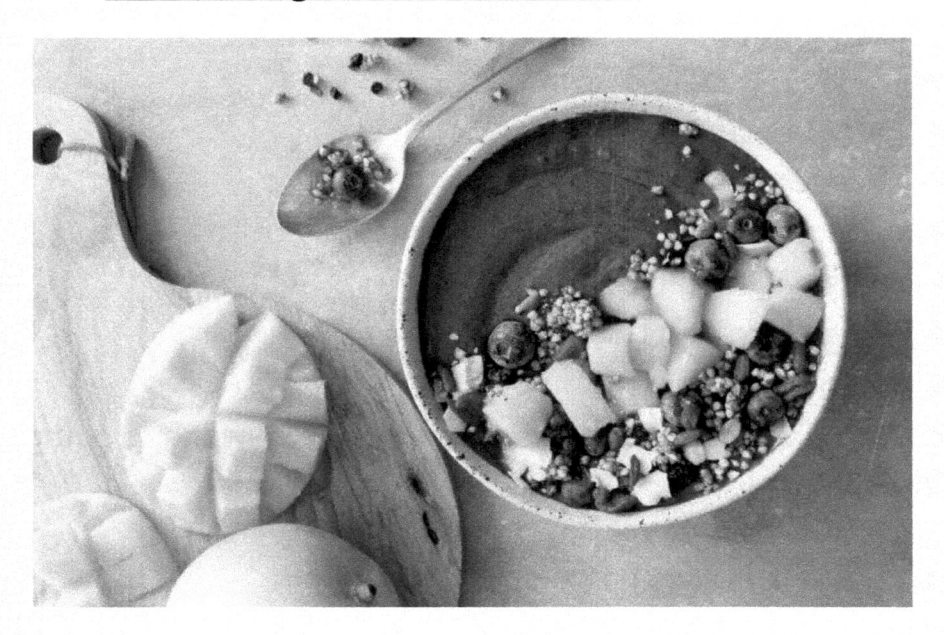

Gumagawa: 2 Servings

MGA INGREDIENTS:
- ½ Açaí Puree
- 1 Frozen na Saging
- ½ tasang Frozen Mango
- ¼ Cup Macadamia Nut Milk
- Isang dakot ng Cashews
- 2 Sanga ng Mint
- Mga Toppings: Hiniwang Mango, Hiniwang Saging, Inihaw na Niyog

MGA TAGUBILIN:
a) Haluin ang lahat ng sangkap, itaas, at tamasahin ang iyong mango macadamia Açaí bowl!

56. Green AÇAÍ Bowl na may Prutas at Berries

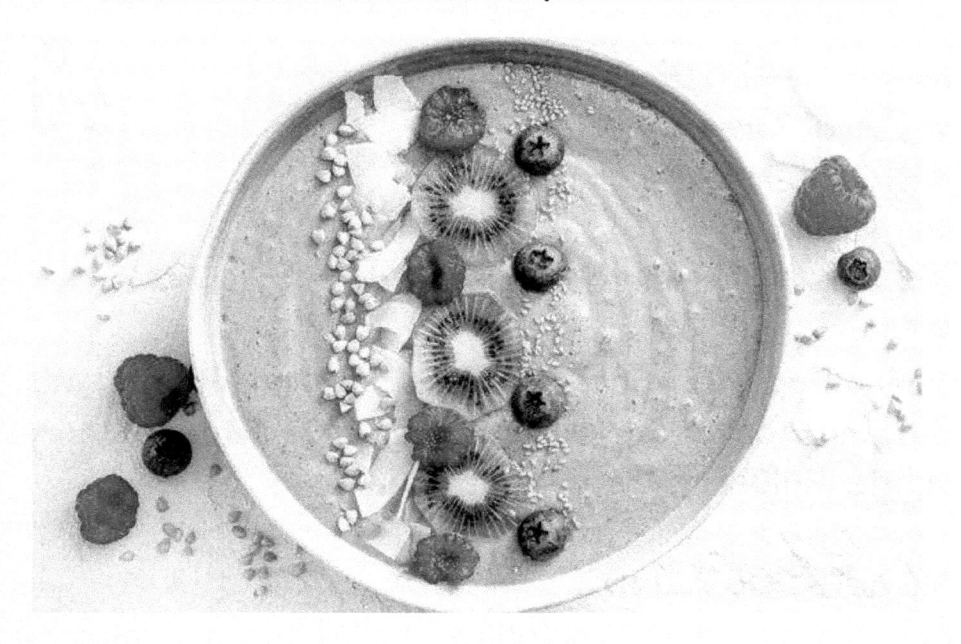

Gumagawa: 2 Servings

MGA INGREDIENTS:
- $\frac{1}{2}$ Açaí Puree
- $\frac{1}{8}$ Cup Chocolate Hemp Milk
- $\frac{1}{2}$ saging
- 2 kutsarang Hemp Protein Powder
- 1 kutsarita ng Maca
- Mga Toppings: Sariwang Pana-panahong Prutas, Mga Buto ng Abaka, Sariwang Saging, Mga Gintong Berry. White Mulberry, Goji Berries, Kiwi

MGA TAGUBILIN:
a) Ilagay ang lahat sa blender, timpla hanggang talagang makapal - pagdaragdag ng mas maraming likido kung kinakailangan - pagkatapos ay ibuhos sa isang mangkok.
b) Tuktok ng prutas at anumang bagay na gusto mo!

57. Bitamina Boost AÇAÍ Bowl

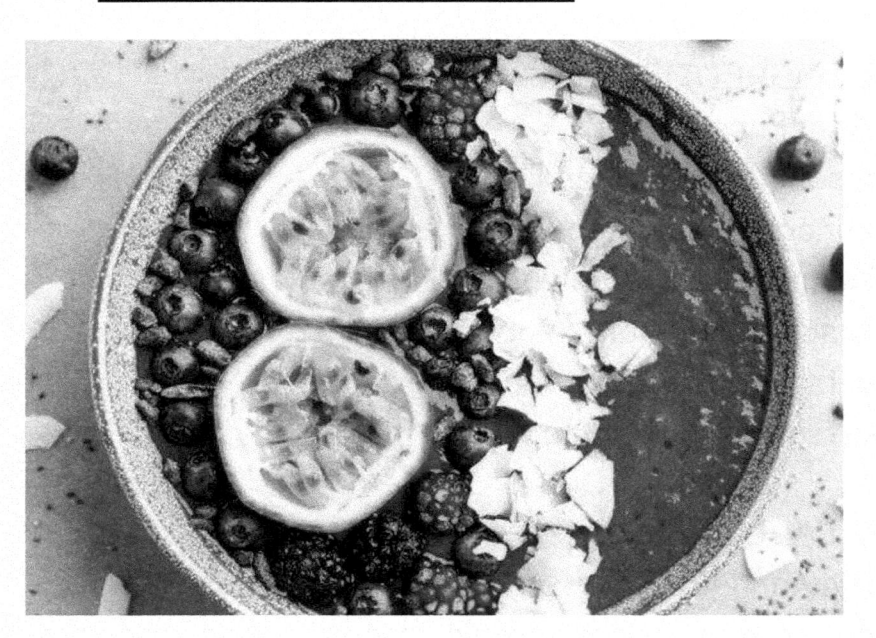

Gumagawa: 2 Servings

MGA INGREDIENTS:
- ½ Açaí Puree
- 1 tasang Blueberries
- ½ Hinog na Abukado
- 1 Tasang Tubig ng niyog o Non-Dairy Milk
- ½ tasang Non-Dairy Yogurt
- 1 kutsarang Nut Butter
- 1 kutsarang Langis ng niyog

MGA TAGUBILIN:
a) Ilagay ang lahat sa isang blender at magsaya.
b) Kung gusto mong gawin itong isang mangkok: magdagdag ng higit pang Açaí Puree at isang frozen na saging.
c) Haluin hanggang makapal, ibuhos sa isang mangkok, at itaas ang iyong mga paboritong sariwang prutas.

SUPERFOOD SALADS

58. Fruit Salad na may Açaí Berry-Quark

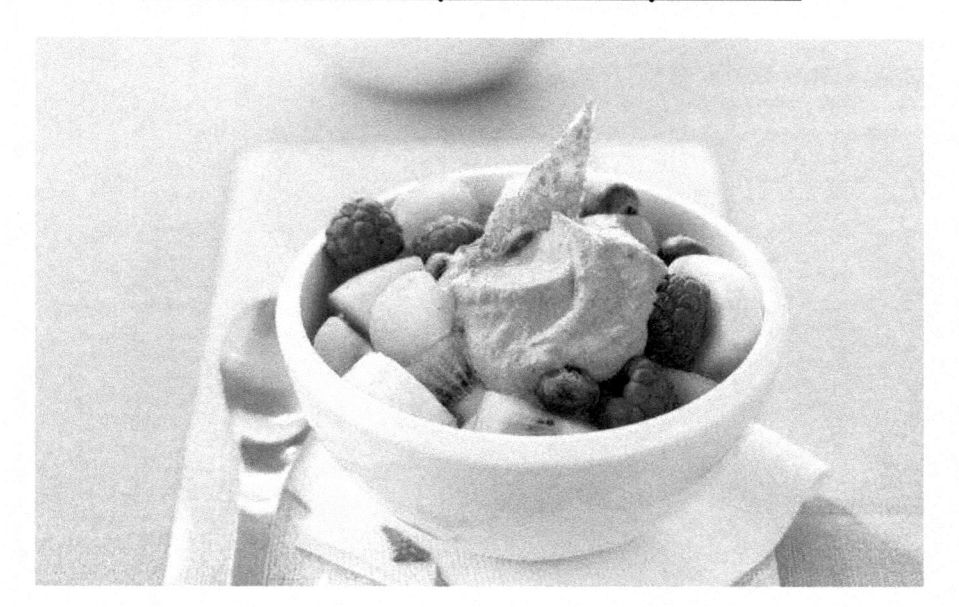

Gumagawa: 2 Servings

MGA INGREDIENTS:
- 1 mansanas
- 1 Saging
- 4 Kiwi
- 200 gramo ng sariwang Berries
- 200 gramo ng mga ubas na walang binhi
- 100 gramo ng Quark
- 1 kutsarang pulot
- 1 kutsarang Açaí berry powder

MGA TAGUBILIN:
a) Banlawan, quarter, core, at gupitin ang mga mansanas. Balatan at hiwain ang saging. Balatan at quarter kiwi ang haba. Gupitin ang mga kiwi sa mga piraso. Banlawan ang mga berry at patuyuin. Banlawan ang mga ubas at hatiin kung malaki. Paghaluin ang prutas at hatiin sa mga mangkok.

b) Haluin ang quark na may pulot at Açaí berry powder hanggang makinis. Itaas ang bawat fruit salad na may isang piraso ng may lasa na quark at palamutihan ng sesame brittle, kung ninanais.

59. Mango at Avocado Salad na may Açai Berry Vinaigrette

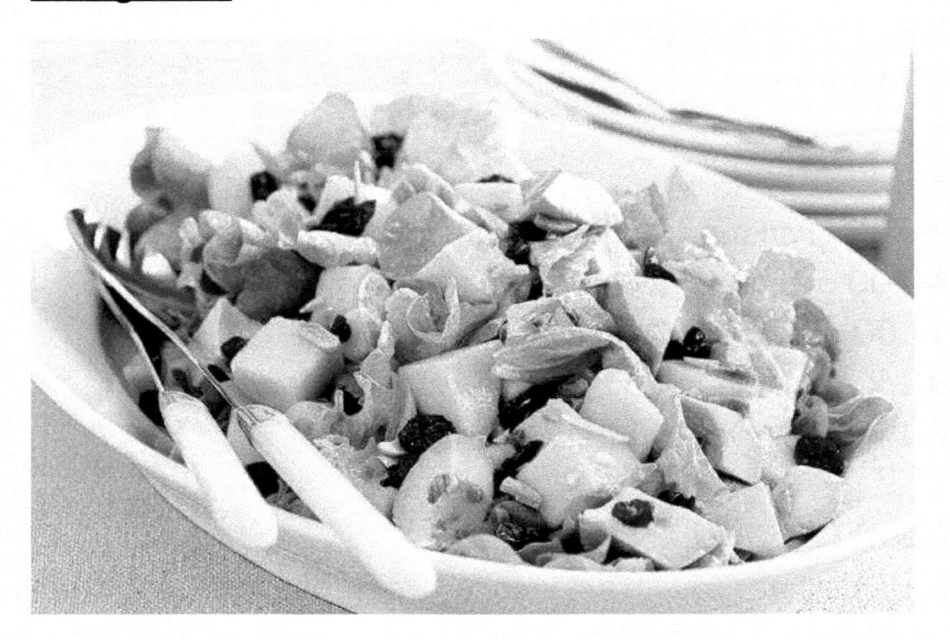

Gumagawa: 4 na servings

MGA INGREDIENTS:
- ½ tasa ng Açaí Mixed Berry Juice
- ¼ tasa ng langis ng oliba
- ¼ tasa ng balsamic vinegar
- 2 kutsarang Tubig
- 1 kutsarang Dijon-style mustard
- 1 sibuyas na bawang, tinadtad
- ⅛ kutsarita ng ground black pepper
- 6 tasang tinadtad na romaine lettuce
- 1 katamtamang mangga, binalatan, tinadtad, at hiniwa
- ½ katamtamang avocado, may binhi, pitted, at hiniwa

MGA TAGUBILIN:
a) Talunin ang juice, langis, suka, tubig, mustasa, bawang, at itim na paminta sa isang daluyan ng mangkok na may isang whisk o isang tinidor.

b) Hatiin ang lettuce sa 4 na mangkok ng salad. Itaas ang mga hiwa ng mangga at avocado.

c) Sandok ng 2 kutsara ng vinaigrette sa bawat salad. Ihain kaagad.

60. Green Salad na may Açaí Berry Dressing

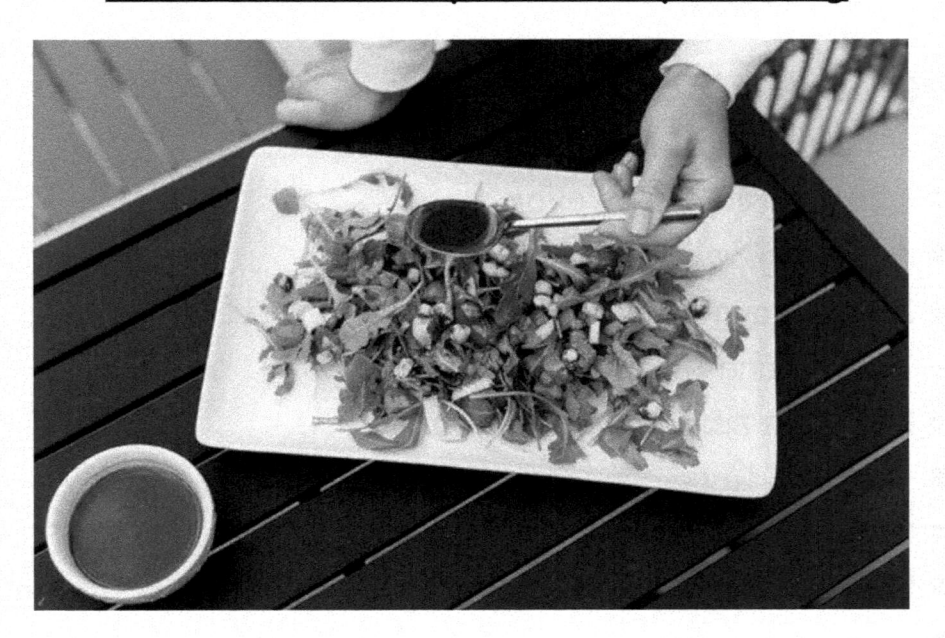

Gumagawa: 3-4 Servings
MGA INGREDIENTS:
AÇAÍ BERRY DRESSING
- 100-gramo na pakete ng unsweetened Açaí, isang temperatura ng silid
- ¼ tasa ng langis ng niyog
- ¼ tasang apple cider vinegar
- 2 kutsarang pulot
- 1 kutsarang chia seeds
- 1 kutsarita ng asin sa dagat

SALAD
- 2 tasa ng manipis na hiniwang kale
- 2 tasang hiniwang manipis na napa repolyo
- 1 tasa ng manipis na hiwa ng dandelion greens
- 1 tasa ng manipis na hiniwang pulang repolyo
- ½ tasa ng manipis na hiniwang basil
- ½ tasang ginutay-gutay na beets
- ½ tasang ginutay-gutay na karot
- ½ tasang toasted pumpkin seeds
- Sunflower sprouts

MGA TAGUBILIN:

a) Upang gawin ang Açaí Berry Dressing: Haluin ang lahat ng sangkap sa isang food processor o blender hanggang makinis.

b) Ilagay ang kale sa isang malaking mangkok. Magpahid ng ilang Kutsara sa kale at imasahe para mabalutan. Idagdag ang lahat ng iba pang gulay sa mangkok at lagyan ng dagdag na dressing hangga't gusto mo. Iwiwisik ang mga buto ng kalabasa at usbong at ihagis upang pagsamahin. Tangkilikin ang nutrisyon!

61. Summer Salad na may Açaí Vinaigrette

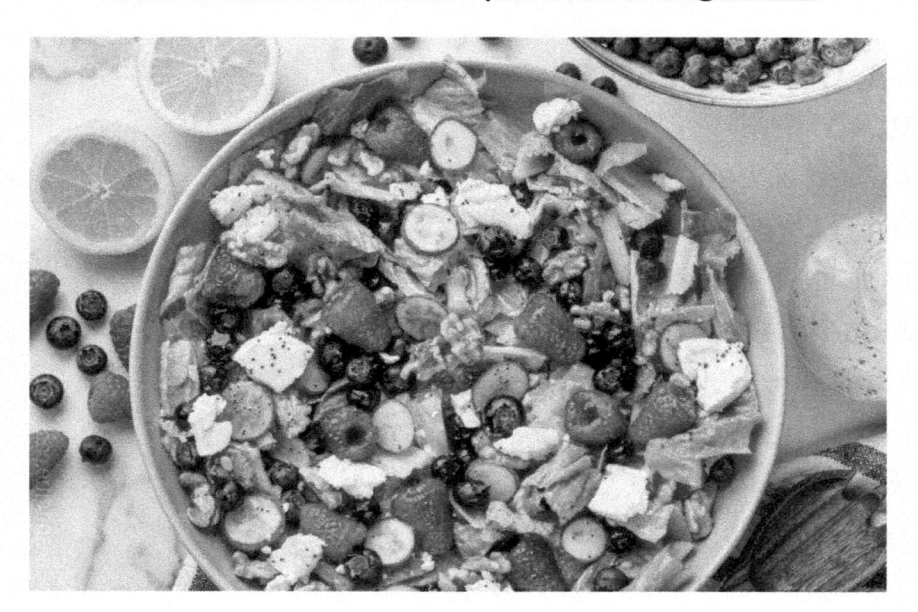

Gumagawa: 2 Servings

MGA INGREDIENTS:
SALAD:
- Mixed greens na iyong pinili

MGA TOPPING:
- Mga sariwang berry
- Mga hiniwang almond o walnut
- Hiniwang pulang sibuyas, mga pipino
- Feta cheese

PAGBIBIHIS:
- ⅔ tasa ng langis ng oliba
- ¼ tasang apple cider vinegar
- 2 kutsarang Sari Foods Organic Açaí Powder
- 2 kutsarang agave nectar, o maple syrup
- ½ kutsarita ng asin sa dagat
- ½ kutsarita ng ground black pepper
- ¼ kutsarita ng giniling na kanela1 kutsarita ng Dijon mustard

MGA TAGUBILIN:
a) Pagsamahin ang lahat ng mga sangkap ng dressing sa isang blender, at timpla sa mataas na emulsify. Bilang kahalili, haluin nang malakas gamit ang kamay sa isang medium na mangkok. Paghaluin ang iyong salad at mga toppings sa isang malaking mangkok, ihagis sa dressing, at magsaya!

b) Ang dressing ay mananatili sa loob ng ilang linggo, natatakpan at pinalamig.

62. Rainbow Chard na may Goji Berries at Pistachios

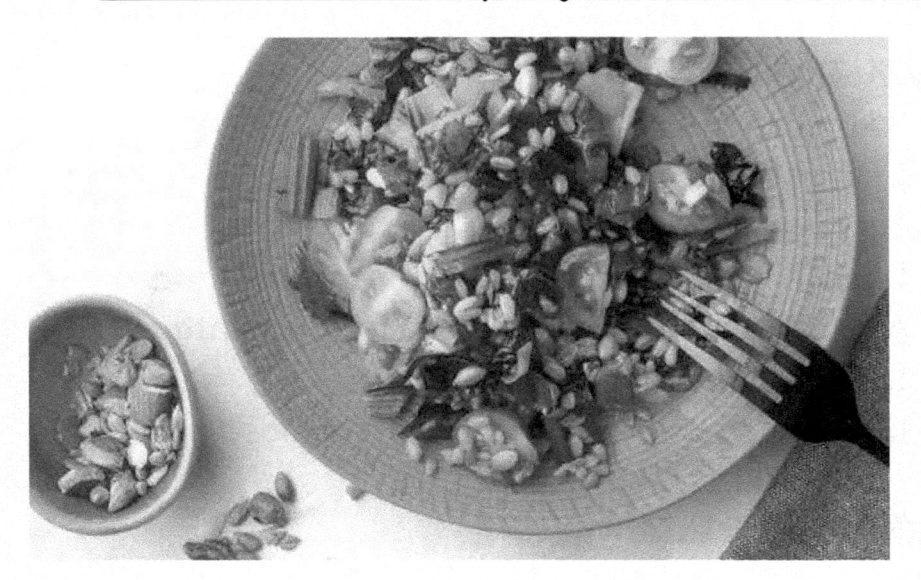

Gumagawa: 4 na servings

MGA INGREDIENTS:
- 2 kutsarang langis ng oliba
- 1 maliit na pulang sibuyas, tinadtad
- 2 sibuyas ng bawang, tinadtad
- 1 bungkos ng rainbow chard, pinong tinadtad
- Asin at sariwang giniling na itim na paminta
- 1/3 tasa ng goji berries
- 1/3 tasang unsalted shelled pistachios

MGA TAGUBILIN:
a) Sa isang malaking kawali, init ang mantika sa katamtamang init. Idagdag ang sibuyas, takpan, at lutuin hanggang lumambot, mga 5 minuto. Idagdag ang bawang at lutuin, pagpapakilos, para lumambot Para sa 30 segundo.

b) Idagdag ang chard at lutuin, haluin hanggang malanta, 3 hanggang 4 na minuto. Timplahan ng asin at paminta ayon sa panlasa at lutuin, walang takip, hinahalo paminsan-minsan, hanggang lumambot, mga 5 hanggang 7 minuto.

c) Idagdag ang goji berries at pistachios at ihagis upang pagsamahin. Ihain kaagad.

63. Goji Avocado Walnut Citrus Salad

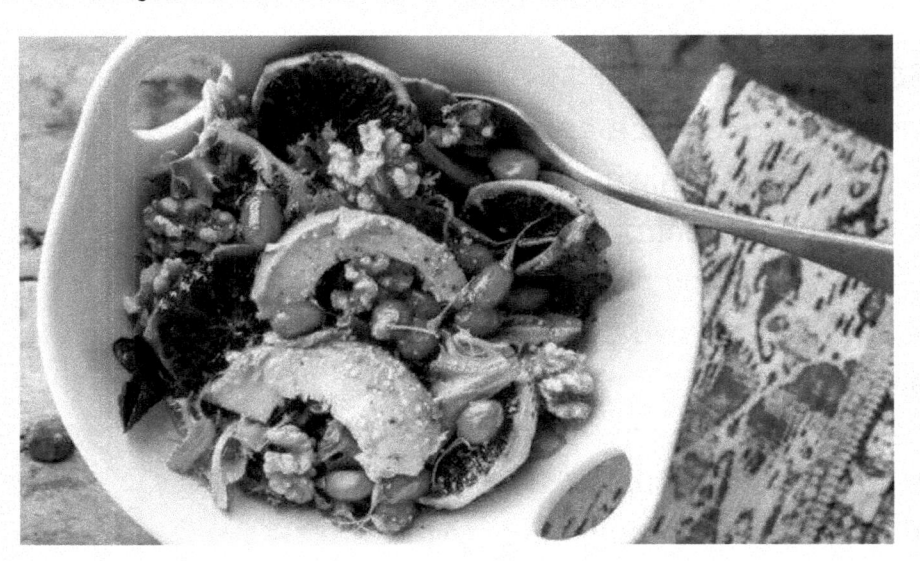

Gumagawa: 4 na servings

MGA INGREDIENTS:
- 4 tasa ng lettuce greens
- 1 abukado, hiniwa
- 1 orange, binalatan, hiniwa
- ½ tasa ng mga walnut
- ½ tasang sariwa o pinatuyong goji berries

NAGBIBIHIS
- 1 kutsarang extra-virgin olive oil
- ½ lemon, tinadtad
- ¼ kutsarita ng asin sa dagat
- ¼ kutsarita ng bagong lamat na peppercorn

MGA TAGUBILIN:
a) Paghaluin, ibuhos ang sarsa at ihain!

64. Goji With Aloe Vera Dressing

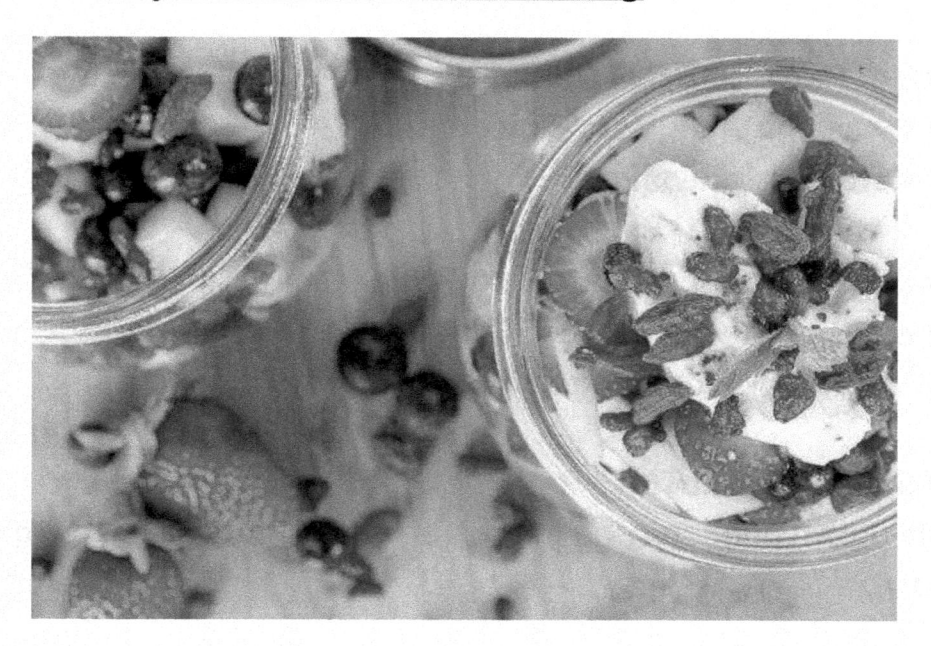

Gumagawa: 4 na servings

MGA INGREDIENTS:
- ¼ tasa ng Aloe Vera Juice
- Katas ng 1 kalamansi
- ½ tasa ng Goji Berries
- 2 kutsarang Freeze Dried Pomegranate Aril
- Mga ubas, mansanas, blueberries, strawberry, o iyong piniling sariwang prutas

MGA TAGUBILIN:
a) Gupitin ang lahat ng prutas at ilagay sa isang serving bowl.
b) Idagdag ang lahat ng iba pang sangkap, haluing mabuti at ihain!

65. Fall Salad na may Goji Berries

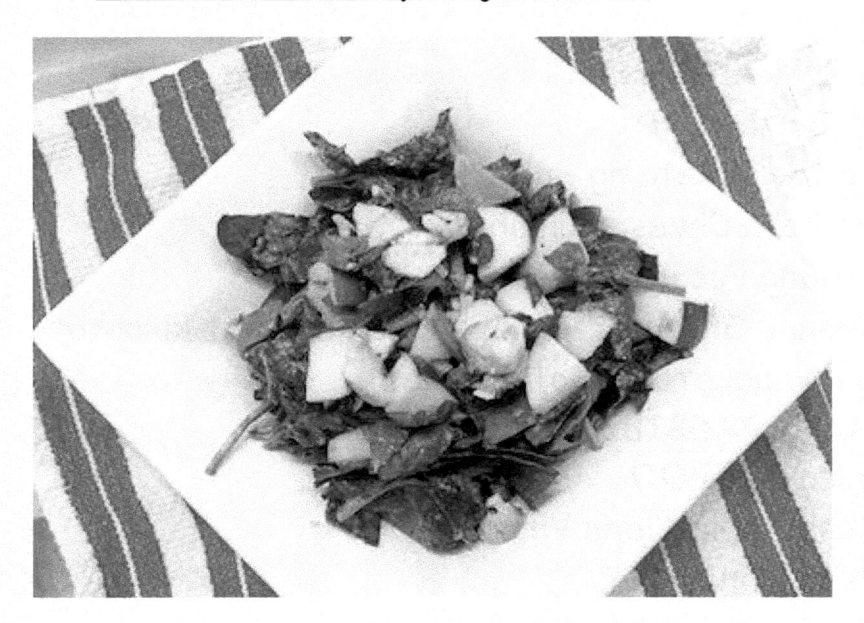

Gumagawa: 4-6

MGA INGREDIENTS
PARA SA SALAD:
- 1 5oz na pakete ng Baby Spinach
- 5 oz Feta Cheese gumuho
- ¾ tasang Pecan halves
- 1 Granny Smith Green Apple na hiniwa at kinautot
- 2 oz na pakete ng Goji Berries

PARA SA PAGBIBIBIS:
- ¼ tasa ng EVOO
- ¼ tasa Apple Cider Vinegar
- ¼ tasa Honey
- ¼ kutsarita ng Sea Salt
- ¼ kutsarita ng Paminta

MGA TAGUBILIN
a) Sa isang malaking mangkok ng salad idagdag ang Spinach at itaas na may Feta, Pecan, Apple, at Goji Berries.
b) Sa isang maliit na garapon ng salamin, magdagdag ng EVOO, Apple Cider Vinegar, Honey, Salt, at Pepper.
c) Lagyan ng takip ang garapon at kalugin nang malakas hanggang sa maghalo.
d) Ibuhos ang dressing sa salad.
e) Enjoy!

66. Salmon, asparagus, at goji berry salad

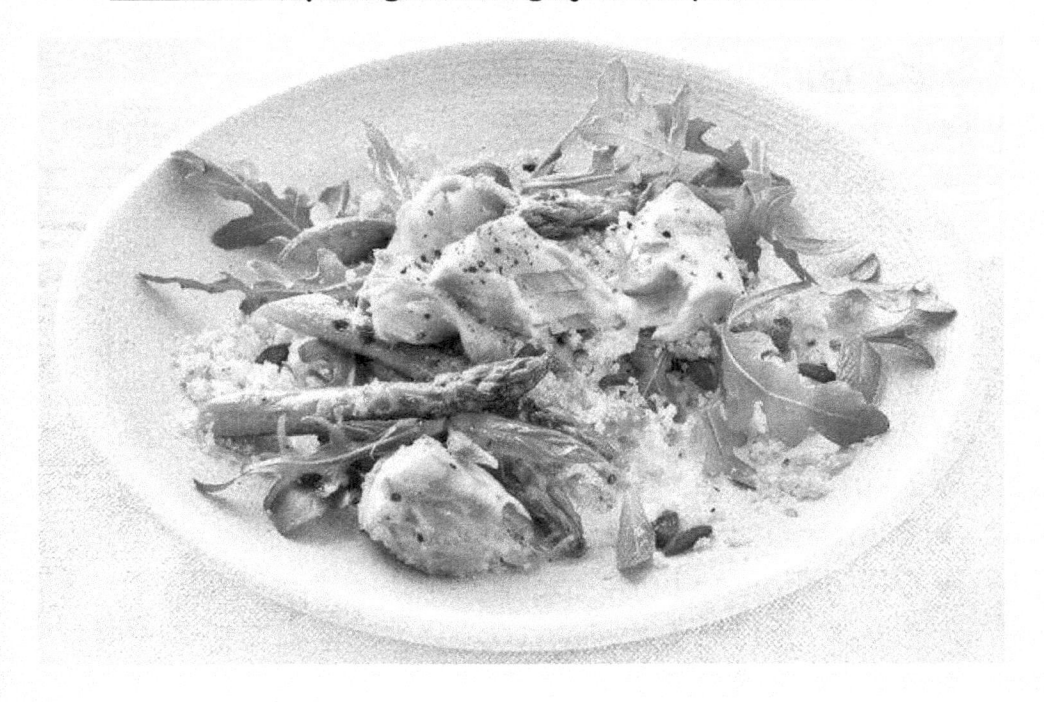

Gumagawa: 4 na servings

MGA INGREDIENTS
- ¾ tasa ng basag na trigo
- 2 walang balat na salmon fillet
- 2 bungkos ng asparagus, pinutol
- ¼ tasa sariwang dahon ng mint
- 1 kutsarang tinadtad na sariwang chives
- 2 kutsarang goji berries
- 2 kutsarita ng pinong gadgad na balat ng lemon
- 1 kutsarang lemon juice
- 2 kutsarita ng extra virgin olive oil
- 60g dahon ng baby rocket

MGA TAGUBILIN
a) Ilagay ang basag na trigo sa isang malaking mangkok na hindi tinatablan ng init. Ibuhos ang sapat na tubig na kumukulo upang masakop. Itabi para magbabad ng 20 minuto. Alisan ng tubig at pisilin ang anumang labis na kahalumigmigan, pagpindot sa likod ng isang kutsara. Ilipat sa isang malaking mangkok.
b) Painitin muna ang chargrill sa mataas. Bahagyang i-spray ang salmon at asparagus ng olive oil.
c) Ihawin ang salmon sa loob ng 2-3 minuto sa bawat panig para sa medium o hanggang maluto ayon sa gusto mo.
d) I-ihaw ang asparagus sa loob ng 1-2 minuto sa bawat panig o hanggang malambot lang.
e) Ilipat sa isang plato. Itabi upang bahagyang lumamig.

f) I-flake ang salmon sa malalaking piraso. Hatiin ang asparagus sa 5cm na piraso.

g) Idagdag ang asparagus, mint, chives, goji berries, lemon rind, lemon juice, oil, at rocket sa mangkok na may basag na trigo.

h) Timplahan at haluin ng malumanay upang pagsamahin. Hatiin sa mga serving plate at itaas ng salmon.

67. Beef Salad na may Adobo na Goji Berries

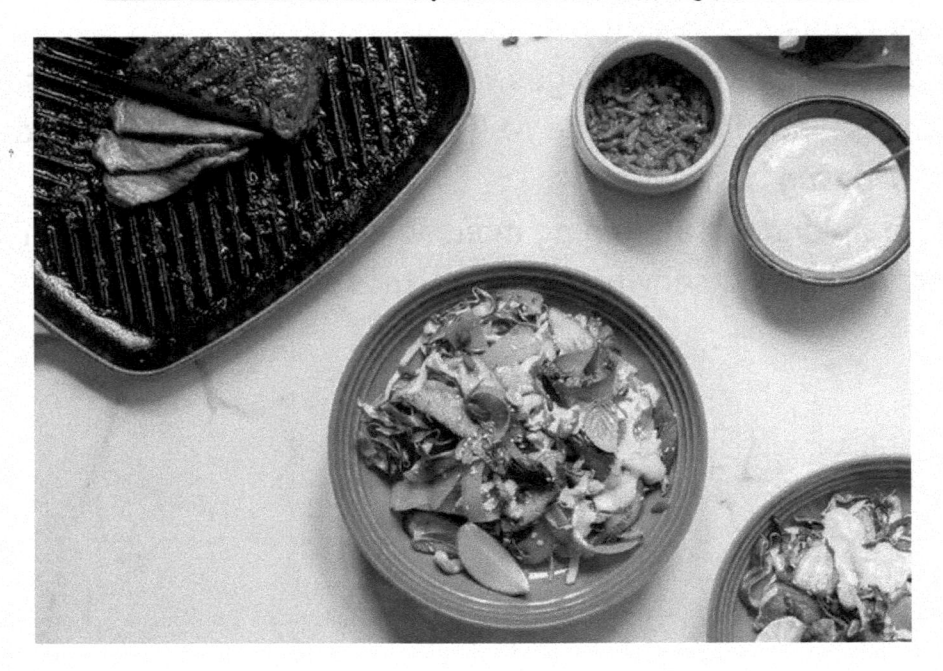

Gumagawa: 4

MGA INGREDIENTS:
- 2 rib-eye steak
- Pagbibihis ng kasoy

PARA SA MARINADE:
- Sarap ng 2 kalamansi
- 3 kutsarang katas ng kalamansi
- 2 cloves ng bawang, tinadtad
- 1 kutsarang bagong gadgad na luya
- 1 kutsarang pulot
- 2 kutsarita ng patis
- 1 kutsarang toasted sesame oil
- 2 kutsarang langis ng gulay

PARA SA PICKLED GOJI BERRIES:
- 3 kutsarang apple cider vinegar, pinainit
- 2 kutsarita ng pulot
- ½ kutsarita ng pinong asin
- ⅓ tasa ng Goji berries

PARA SA SALAD:
- 4 na mini cucumber, hiniwa ng manipis
- 1 maliit na lilang repolyo, ginutay-gutay
- 1 maliit na berdeng repolyo, ginutay-gutay
- 2 karot, binalatan at inahit ng manipis
- 4 scallions, hiniwa ng makinis
- 1 pulang sili, buto kinamot at pinong hiniwa
- ½ tasa ng bawat isa, sariwang mint, coriander, at basil
- 2 kutsarang toasted sesame seeds, para matapos
- ¼ kutsarita ng pinatuyong pulang chili flakes

MGA TAGUBILIN:

a) Para sa pag-atsara, ilagay ang lahat ng mga sangkap sa isang maliit na mangkok ng paghahalo at whisk upang pagsamahin.

b) Ilagay ang mga steak sa isang non-reactive dish. Ibuhos ang kalahati ng marinade. Takpan at ilagay sa refrigerator para mag-marinate ng ilang oras. Panatilihin ang nakareserbang marinade upang bihisan ang salad.

c) Para sa adobo na goji berries, pagsamahin ang lahat ng sangkap sa isang mangkok. Magtabi ng 30 minuto para macerate.

d) Dalhin ang mga adobong steak sa temperatura ng silid bago ihaw. Magpainit ng Le Creuset 30cm Cast Iron Signature Shallow Grill hanggang mainit. Igisa ang mga steak sa medium-high sa loob ng 3-4 minuto. Lumiko at magluto ng karagdagang 3 minuto, o hanggang sa maluto ayon sa gusto mo. Magpahinga ng 5-7 minuto bago hiwain.

e) Ilagay ang lahat ng sangkap ng salad, maliban sa mga linga, sa isang malaking mangkok. Idagdag ang nakareserbang marinade at ihalo nang bahagya sa coat. Ilipat ang salad sa isang serving plate. Ayusin ang hiniwang steak sa salad. Ikalat ang mga buto ng linga at ihain ang cashew dressing sa tabi.

SUPERFOOD SOUPS

68. Chicken, Ginger, at Goji Berry Soup

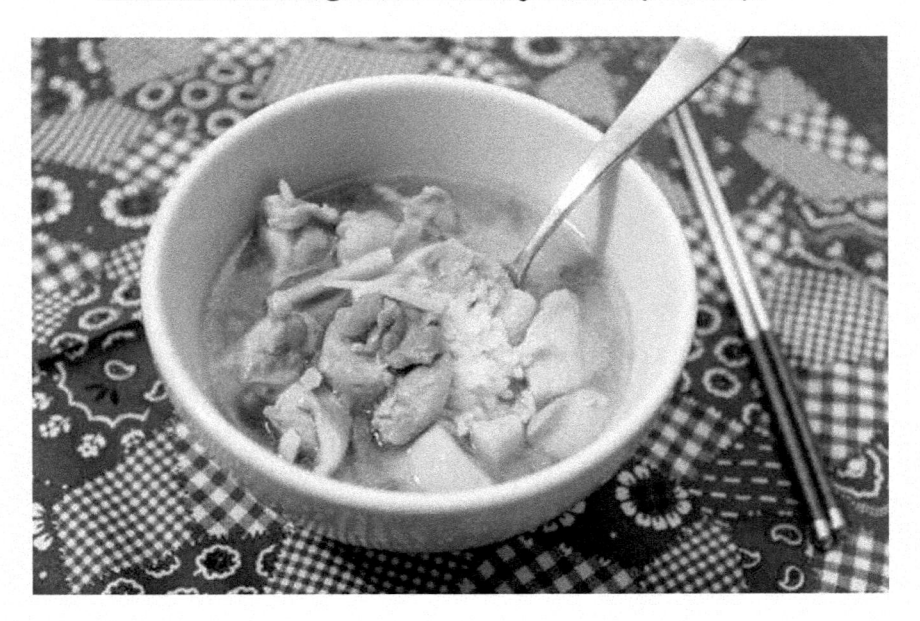

Gumagawa: 3 quarts

MGA INGREDIENTS:
- 1 manok
- tubig, mga 8-12 tasa
- Ang 4-pulgada na piraso ng luya ay hinahati sa mga crossway at pahaba
- 5 malalaking sibuyas ng bawang, durog
- 1 katamtamang sibuyas, hatiin
- asin
- amino ng niyog
- 1 kutsarang walang lasa na gelatin powder
- 1-2 kutsarang asin
- 6 na karot, binalatan at hiniwa ng $\frac{1}{2}$ pulgada ang kapal
- 1 delicata squash, binalatan at hiniwa
- $\frac{1}{2}$ tasa ng pinatuyong goji berries
- 2 tasang puting bigas, luto

MGA TAGUBILIN:
a) Pakuluan ang manok at tubig kasama ang sibuyas, bawang, at luya.
b) Bawasan ang apoy sa mababang kumulo at lutuin ng 1-2 oras o hanggang madaling mawala ang manok sa buto.
c) Alisin ang manok sa kawali. Gamit ang salaan o gagamba, isda ang bawang, luya, at sibuyas.
d) Paghaluin ang gulaman na may asin, at idagdag ang halo na ito sa sabaw.
e) Magdagdag ng humigit-kumulang 2 kutsara ng Coconut Aminos.

f) Idagdag ang carrots, squash, at goji berries at kumulo sa loob ng 20-30 o hanggang sa lumambot ang lahat ng gulay.

g) Habang nagluluto ang mga gulay, alisin ang manok sa mga buto. Hiwain ang karne.

h) Idagdag ang manok sa sopas at alisin ito sa apoy.

i) Ihain kasama ng nilutong puting bigas.

69. Pork Soup na may Goji at Daikon

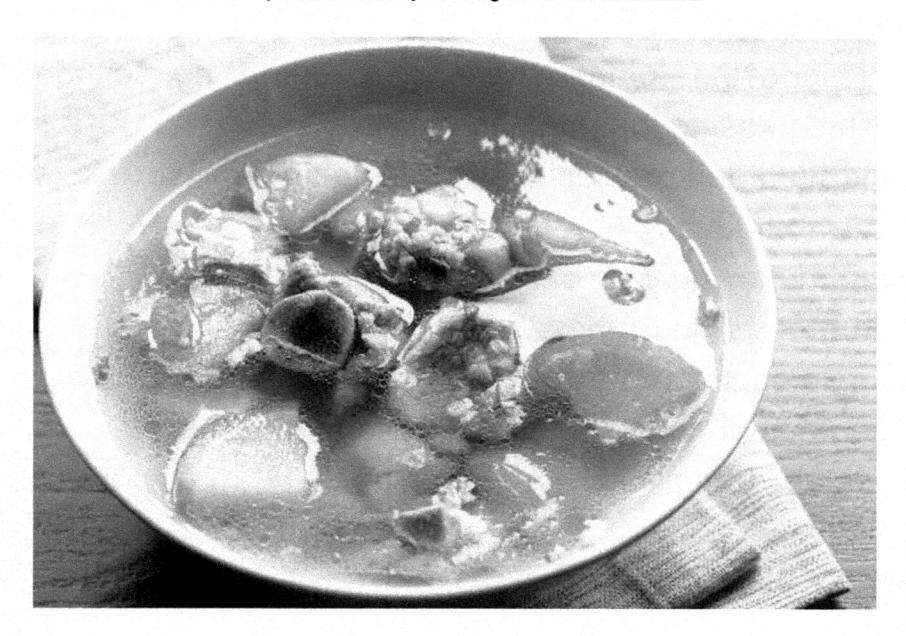

Gumagawa: 4

MGA INGREDIENTS:
- ½ kalahating kilong tadyang sa likod ng sanggol, gupitin sa kasing laki ng mga piraso
- 1 medium daikon, gupitin sa malalaking piraso
- 3 hiwa ng luya
- isang dakot ng goji berries
- ½ kutsarita ng Chinese vinegar
- asin sa panlasa
- isang dampi ng puting paminta sa panlasa
- 2 tangkay ng berdeng sibuyas, tinadtad para sa topping

MGA TAGUBILIN:
a) Takpan ang tadyang ng baboy na may malamig na tubig sa isang kaldero, pakuluan sa katamtamang init, at lutuin ng ilang minuto hanggang sa magbago ang kulay ng tadyang ng baboy, itapon ang tubig, banlawan sa ilalim ng tubig na umaagos, alisan ng tubig at itabi.

b) Sa isang ceramic pot o Dutch oven, magdagdag ng pork ribs, daikon, luya, at 4 na tasang tubig.

c) Pakuluan sa sobrang init, gawing mahinang apoy at kumulo ng mga 35 minuto habang nakabukas ang takip.

d) Timplahan ng Chinese vinegar, asin, at puting paminta, at haluing mabuti.

e) Idagdag ang goji berries, at kumulo ng isa pang 5 minuto bago alisin ang mga ito sa apoy.

f) Budburan sa ibabaw ng sariwang tinadtad na berdeng sibuyas upang ihain.

70. Spinach Soup na may Goji

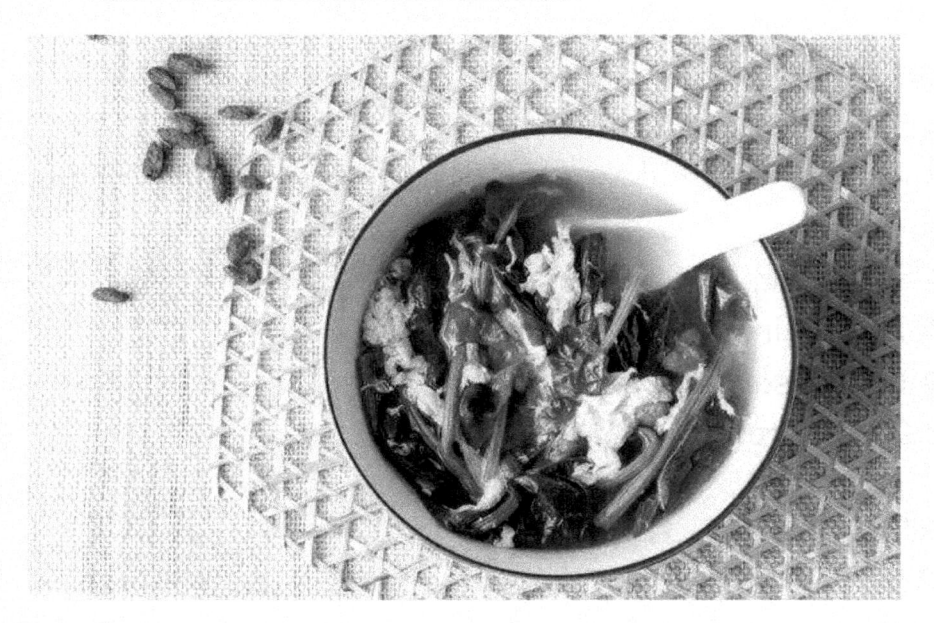

Gumagawa: 4 na servings

MGA INGREDIENTS:
- 3 cloves bawang tinadtad
- 4 tasa ng gulay sabaw na mababa ang sodium ginustong
- $\frac{1}{8}$ tasa ng goji berries
- 7 oz Chinese spinach
- 1 $\frac{1}{2}$ kutsarang Shaoxing wine
- 2 kutsarang toyo o sa panlasa

MGA TAGUBILIN:
a) Mag-init ng isang kutsara o higit pa ng neutral-tasting oil sa Dutch oven/soup pot. Kapag uminit na ang kaldero, ilagay sa bawang at igisa ng 1-2 minuto hanggang mabango.

b) Susunod, magdagdag ng sabaw ng gulay at goji berries. Pakuluan ang timpla, pagkatapos ay bawasan ang apoy sa mahinang kumulo. Magluto, sakop ng 5 minuto.

c) Haluin ang spinach at lutuin hanggang matuyo ng mga 2-3 minuto.

d) Panghuli, idagdag ang Shaoxing wine at kalahati ng toyo. Bigyan ito ng lasa at magdagdag ng higit pang toyo, kung kinakailangan.

71. Pulang lentil na sopas na may goji berries

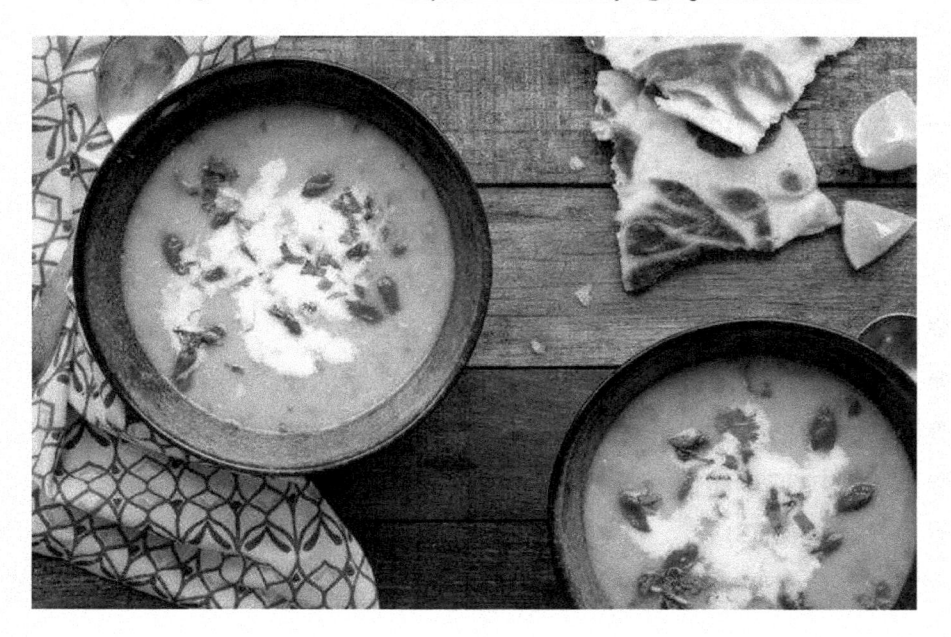

Gumagawa: 2 servings
MGA INGREDIENTS:
- ½ onsa goji berries, babad
- 1 karot, tinadtad
- 1 bawang, tinadtad
- 1-pulgada na piraso ng luya, gadgad
- 1 sibuyas ng bawang, tinadtad
- ¾ kutsarita ng curry powder
- ¾ tasa pulang lentil
- ½ tasang gata ng niyog
- Maliit na bungkos ng cilantro, tinadtad
- 1 kalamansi

MGA TAGUBILIN

a) Painitin ang oven sa 350°F.

b) Sa isang 4 quart saucepot, magpainit ng 2 kutsarang langis ng oliba sa katamtamang init hanggang mainit ngunit hindi umuusok.

c) Idagdag ang shallots at carrots sa kawali, timplahan ng asin, at lutuin hanggang lumambot, mga 5 minuto.

d) Idagdag ang bawang, luya, at curry powder, at lutuin hanggang mabango, mga 30 segundo.

e) Idagdag ang mga lentil, at 3 tasa ng tubig, at lutuin hanggang ang mga lentil ay lumambot at humiwalay ng mga 10 minuto.

f) Idagdag ang kalahati ng gata ng niyog at kalahati ng cilantro sa sopas, at timplahan ng asin at paminta ayon sa panlasa.

g) Ilagay ang sopas sa mga serving bowl.

h) Ibuhos ang natitirang gata ng niyog, lime zest, at juice.

i) Palamutihan ng natitirang cilantro at ang goji berries.

72. Drunken Shrimp with Goji Berries

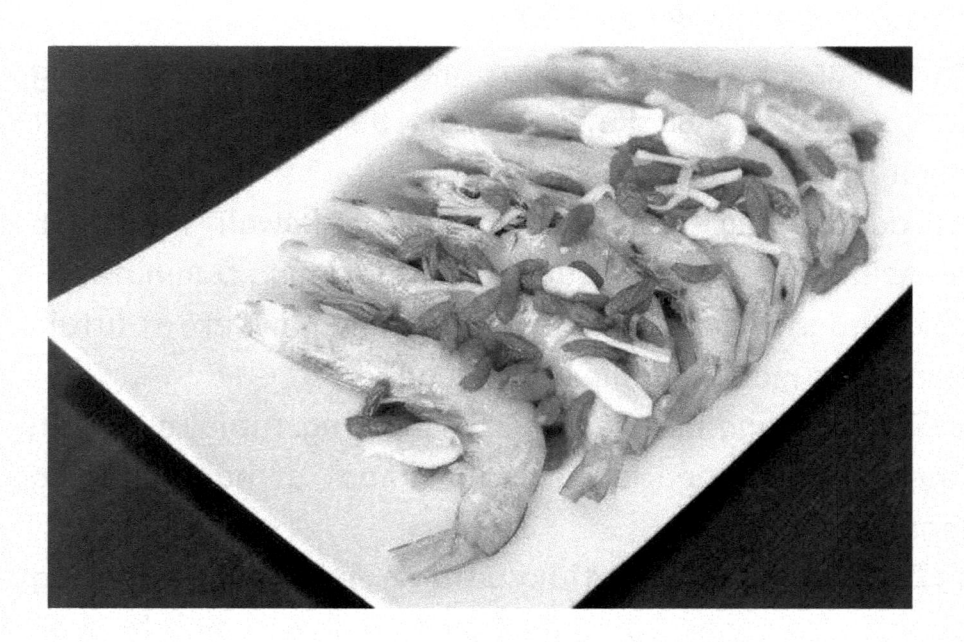

Gumagawa: 4 na servings

MGA INGREDIENTS:
- 2 tasang Shaoxing rice wine
- 4 na binalatan na sariwang hiwa ng luya, bawat isa ay halos isang-kapat ang laki
- 2 kutsarang pinatuyong goji berries
- 2 kutsarita ng asukal
- 1-pound na jumbo shrimp, binalatan at na-devein, naiwan ang mga buntot
- 2 kutsarang langis ng gulay
- Kosher na asin
- 2 kutsarita ng gawgaw

MGA TAGUBILIN:
a) Sa isang malawak na mangkok ng paghahalo, haluin ang rice wine, luya, goji berries, at asukal hanggang sa matunaw ang asukal. Idagdag ang hipon at takpan. I-marinate sa refrigerator sa loob ng 20 hanggang 30 minuto.

b) Ibuhos ang hipon at marinade sa isang colander set sa ibabaw ng isang mangkok. Magreserba ng ½ tasa ng marinade at itapon ang natitira.

c) Init ang isang kawali sa katamtamang init hanggang sa sumirit ang isang patak ng tubig at sumingaw kapag nadikit. Ibuhos ang mantika at paikutin upang mabalutan ang base ng wok. Timplahan ang mantika sa pamamagitan ng pagdaragdag ng isang maliit na pakurot ng asin, at paikutin nang malumanay.

d) Idagdag ang hipon at masiglang magprito, magdagdag ng isang kurot ng asin habang pinipitik at itinatapon ang hipon sa kawali. Patuloy na galawin ang hipon sa loob ng mga 3 minuto, hanggang sa maging kulay-rosas na lang sila.

e) Haluin ang cornstarch sa nakareserbang marinade at ibuhos ito sa hipon. Ihagis ang hipon at balutin ito ng marinade. Ito ay magpapalapot sa isang makintab na sarsa habang nagsisimula itong kumulo, mga 5 minuto pa.

f) Ilipat ang hipon at goji berries sa isang pinggan, itapon ang luya, at ihain nang mainit.

SUPERFOOD DESSERT

73. Açaí Sorbet

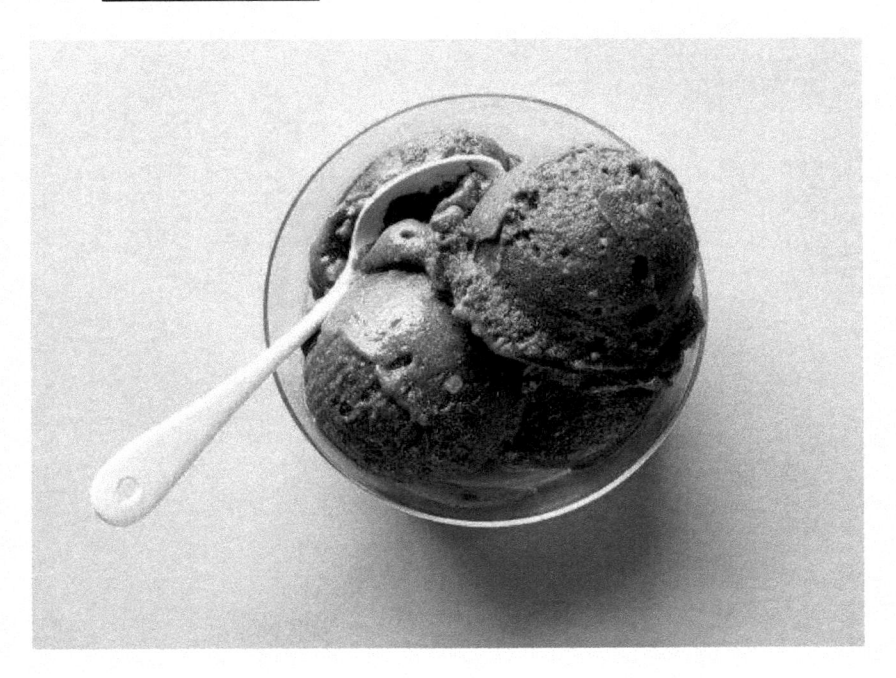

Gumagawa: 4 Servings

MGA INGREDIENTS:
- 2 tasa ng sariwang blueberries
- isang dayap
- 14 ounces ng frozen puree unsweetened Açaí berry puree
- ½ tasang asukal
- ⅔ tasa ng tubig

MGA TAGUBILIN:

a) Buksan ang iyong kalan sa medium at pakuluan ang tubig sa isang maliit na kasirola. Kapag kumulo na, ibuhos ang asukal at haluin para tuluyang matunaw.

b) Kapag natunaw na ang asukal, alisin ang kasirola sa kalan at ihalo ang kaunting kalamansi. Iwanan ito sa gilid upang lumamig habang ginagawa mo ang iba pang bahagi ng sorbet.

c) Ilabas ang iyong blender at ilagay ang Açaí berry pulp, blueberries, at 2 kutsarang lime juice. Pindutin ang "blend" na buton at katas ang timpla na ito hanggang sa maging maganda at makinis.

d) Ngayon, idagdag ang asukal at lime water sa blender at pindutin muli ang "blend".

e) Ngayon na ang timpla ay ganap na pinaghalo, buksan ang iyong ice cream machine at ibuhos ito sa mangkok. I-churn ito ng mga 30 minuto o hanggang sa lumapot ang sorbet.

f) Ilipat ang sorbet sa isang lalagyan at ilagay ito sa iyong freezer. Dapat tumagal ng hindi bababa sa 2 oras bago ito maging matatag. Sa puntong iyon, maaari mong ituring ang iyong sarili sa ilang sorbet!

74. No-Bake Blackberry at Açaí Berry Cake

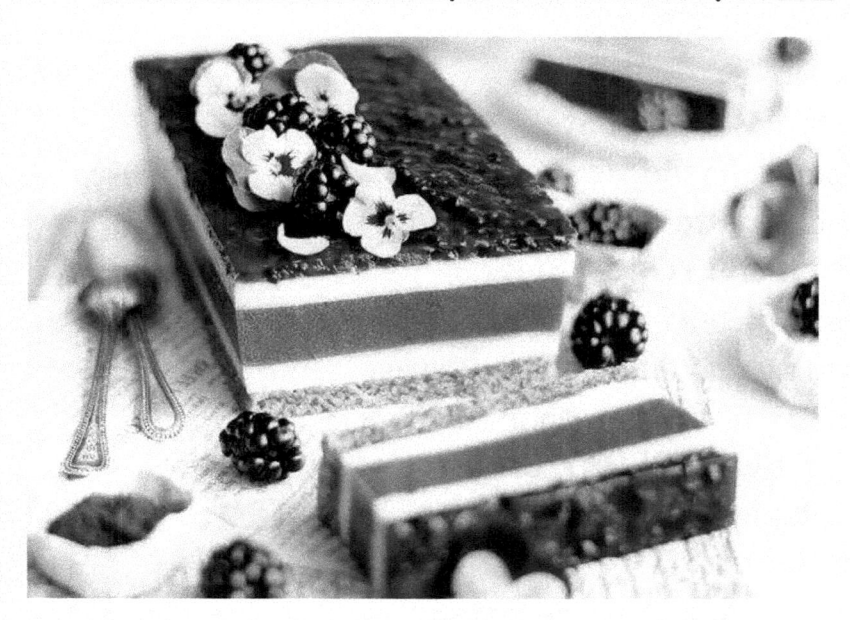

Gumagawa: 4 Servings

MGA INGREDIENTS:

BASE:
- 4 pitted Medjool date
- ½ tasang almendras
- ½ tasang gluten-free rolled oats

LAYER NG NIYOG:
- ¾ tasa ng full-fat na gata ng niyog
- ¼ tasa ng yogurt na walang gatas
- ½ kutsarita ng agar-agar powder

AÇAI at BLACKBERRY LAYER:
- 100 g ng mga blackberry
- ½ tasang tubig
- ¼ tasa ng yogurt na walang gatas
- 1 tasang full-fat gata ng niyog
- 3 kutsarang maple syrup
- 1 kutsarang Açaí Berry Powder
- 1 kutsarita ng agar-agar powder

LAYER NG NIYOG:
- ¾ tasa ng full-fat na gata ng niyog
- ¼ tasa ng yogurt na walang gatas
- ½ kutsarita ng agar-agar powder

BLACKBERRY JELLY:
- 100 g ng mga blackberry
- ½ tasang tubig
- 3 kutsarang maple syrup
- ½ kutsarita ng agar-agar powder

MGA TAGUBILIN:

a) Iguhit ang isang tinapay na may parchment paper. Sa isang food processor, magdagdag ng mga batayang sangkap at iproseso hanggang sa maayos na pinagsama. Ilipat ang halo sa inihandang kawali, pindutin nang mahigpit sa ilalim. Ilagay ang kawali sa freezer upang itakda habang inihahanda ang layer ng niyog.

b) Sapin ng niyog: Sa isang kasirola, pakuluan ang gata ng niyog. Magdagdag ng agar-agar at ihalo palagi, patuloy na haluin hanggang sa tuluyang matunaw ang agar. Pagkatapos ay babaan ang apoy at ihalo sa yogurt. Hayaang kumulo ng 1 min. Patayin ang apoy at payagan ang pinaghalong bahagyang lumamig. Ibuhos ang halo sa ibabaw ng base. Palamigin sa refrigerator para ma-set.

c) Açai layer: magdagdag ng mga berry at tubig sa isang blender, at timpla hanggang makinis. Sa isang kasirola, pakuluan ang gata ng niyog at blackberry purée. Magdagdag ng agar-agar, at açai powder, at haluin palagi, patuloy na haluin hanggang sa tuluyang matunaw ang agar. Pagkatapos ay babaan ang apoy at ihalo sa yogurt at maple syrup. Hayaang kumulo ng 1 min. Patayin ang apoy at payagan ang pinaghalong bahagyang lumamig. Ibuhos ang timpla sa itinakdang coconut layer. Ilagay sa refrigerator para i-set.

d) Blackberry jelly: Sa isang kasirola, pakuluan ang tubig at mga blackberry. Magdagdag ng agar-agar at ihalo palagi, patuloy na haluin hanggang sa tuluyang matunaw ang agar. Pagkatapos ay babaan ang apoy at ihalo sa maple syrup. Hayaang kumulo ng 1 min. Patayin ang apoy at ibuhos ang timpla sa ibabaw ng nakatakdang blackberry layer. Ilipat ang kawali sa refrigerator at iwanan ito upang patigasin.

75. Açaí Popsicles

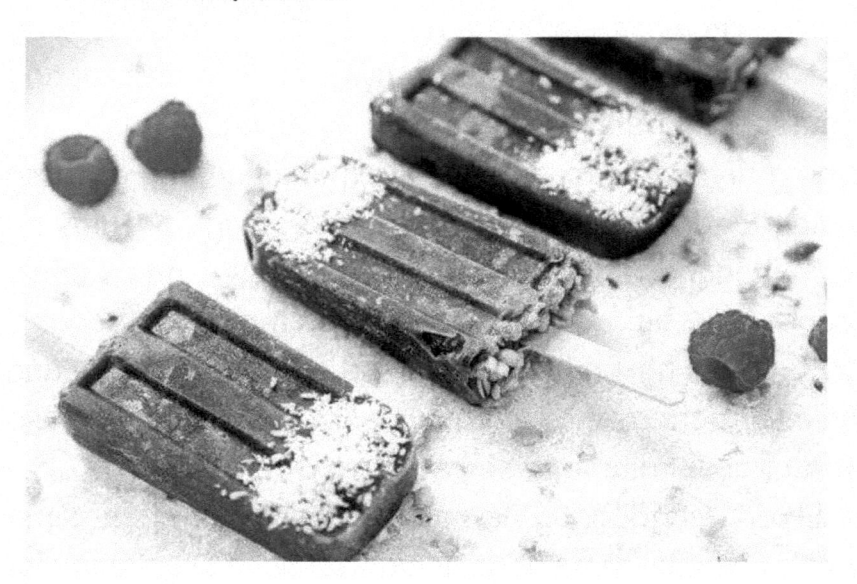

Gumagawa: 10 popsicles

MGA INGREDIENTS:
- $3\frac{1}{2}$-4 na tasa ng sariwang pinaghalong berry na strawberry, raspberry, blueberry, at blackberry
- $\frac{3}{4}$ tasa plain o vanilla Greek yogurt
- $\frac{1}{2}$ tasang gatas
- $\frac{1}{4}$ tasa ng asukal sa tubo o kapalit ng asukal
- 2 kutsarang Açaí powder o 1 packet frozen Açaí

MGA TAGUBILIN:
a) Maghanda ng prutas sa pamamagitan ng paghuhugas. Gupitin ang mga tangkay mula sa mga strawberry.
b) Sa isang high-speed blender, magdagdag ng berries, yogurt, gatas, asukal, at Açaí powder. Haluin hanggang makinis at ang mga buto ay masira ng mga 2 minuto.
c) Ibuhos sa popsicle molds. Idikit ang mga popsicle stick sa gitna ng bawat isa sa mga molde.
d) I-freeze hanggang sa ganap na nagyelo.
e) Alisin ang mga popsicle mula sa amag at ihain.
f) Iimbak sa freezer sa lalagyan ng airtight o Ziploc nang hanggang 3 buwan.

76. Vegan Açaí Berry Cake

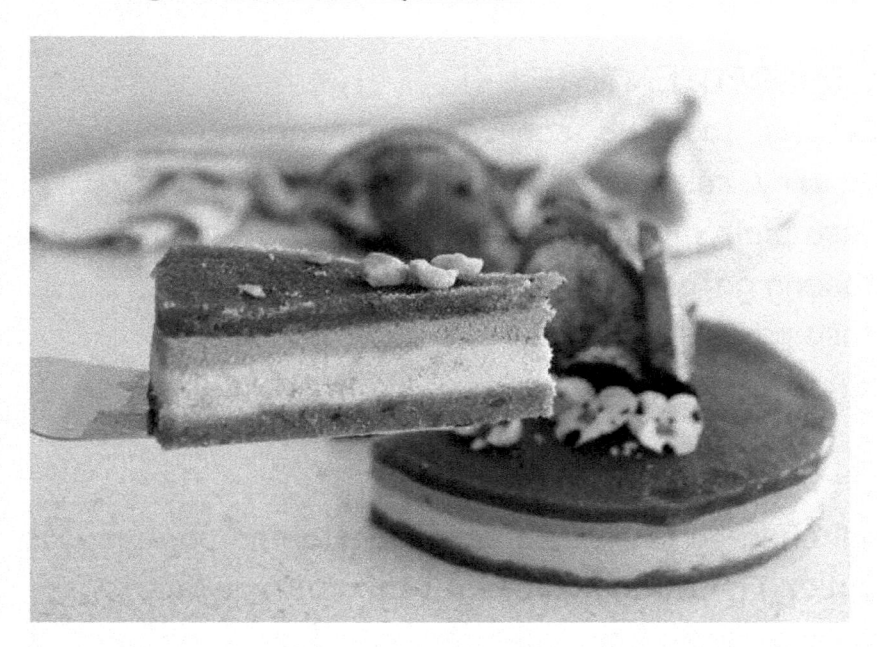

Gumagawa: 8

MGA INGREDIENTS:
BASE:
- 30g Bulk Nutrient Earth Protein sa Chocolate
- 65g almond meal
- 1 kutsarita ng vanilla essence
- 60g rice malt syrup
- 50g oats
- 10g na buto
- 15g cocoa powder
- 50g raw cashews
- 75ml milk of choice - gumamit kami ng almond milk

TOPPING:
- 30g ng vanilla protein powder
- 200g frozen Açaí puree
- 200g raw cashews - ibinabad sa tubig para lumambot
- 300ml coconut cream
- 40g langis ng niyog - natunaw
- 2 kutsarita ng gelatin o vegan na alternatibo - dissolved sa 20ml na tubig na kumukulo
- 50g rice malt syrup
- 1 kutsarita ng vanilla essence

MGA TAGUBILIN:
a) Lagyan ng baking paper ang isang lata ng cake.
PARA GAWIN ANG BASE:
b) Ilagay ang cashews at oats sa isang blender at pulso.

c) Idagdag ang lahat ng iba pang mga sangkap at ihalo sa pamamagitan ng kamay.
d) Pindutin sa base ng lata ng cake.

PARA GAWIN ANG TOPPING:

e) Ilagay ang lahat ng topping ingredients sa isang processor at timpla hanggang makinis.
f) Ibuhos sa ibabaw ng base.
g) Ilagay sa refrigerator. Pinakamahusay na natitira upang itakda sa magdamag.

77. Saging at açai ice-cream

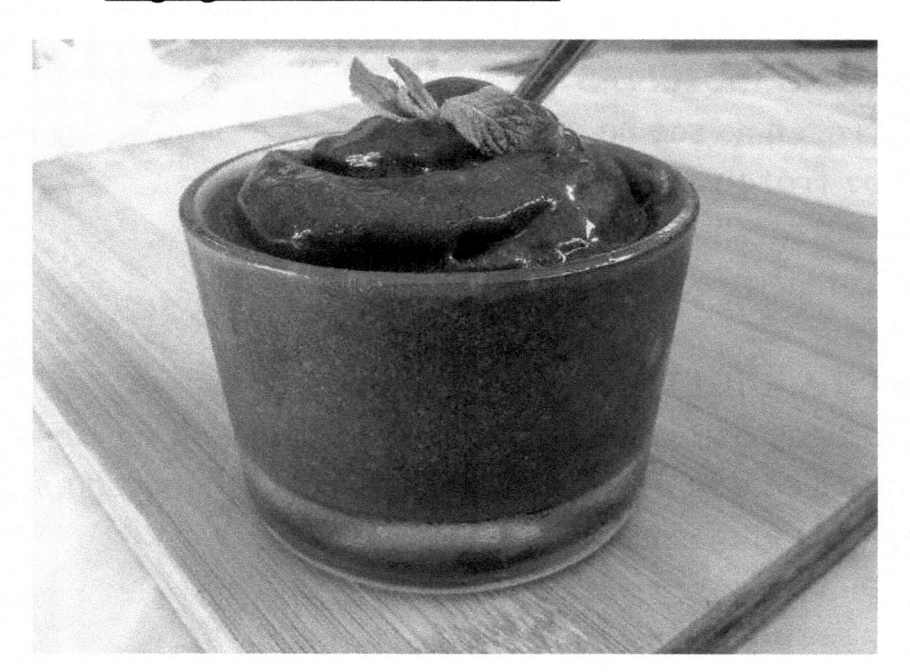

Gumagawa: 2 Servings

MGA INGREDIENTS:
- 2 frozen na saging
- 4 oz frozen açai
- 1½ kutsarang maple syrup
- ½ kutsarita vanilla extract

MGA TAGUBILIN:
a)   Ilagay ang lahat ng sangkap sa mangkok ng isang food processor at hayaan itong tumakbo hanggang sa mag-atas at masarap.

78. Açaí chocolate mousse

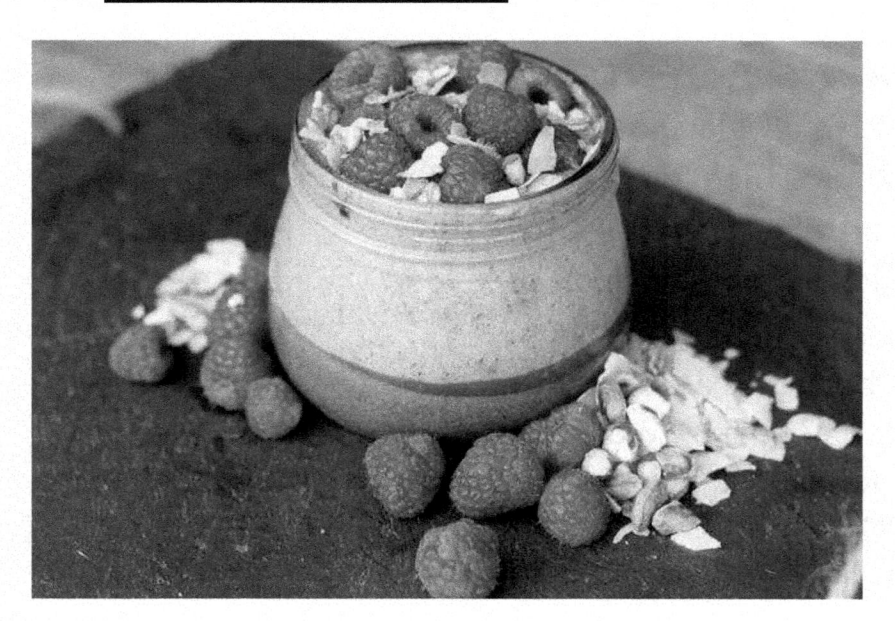

Gumagawa: 4 Servings

MGA INGREDIENTS:
- 100g na walang asukal na dark chocolate bits
- 175g datiles, pitted
- 5 puti ng itlog
- 3 kutsarita ng asukal sa niyog
- $\frac{1}{4}$ tasa ng Açaí powder
- 2 tasang Greek/natural na yogurt
- 2 tbs Coconut Water powder
- 3 kutsarang pulot

TOPPING:
- Mga butil ng niyog
- Blueberries/raspberry

MGA TAGUBILIN:
a) Ilagay ang mga petsa sa isang kasirola at takpan ng tubig. Pakuluan at pagkatapos ay kumulo hanggang ang mga petsa ay napakalambot, paminsan-minsang hinahalo.

b) Matunaw ang tsokolate sa isang mangkok na hindi tinatablan ng init sa isang kawali ng kumukulong tubig. Itabi upang bahagyang lumamig.

c) Iproseso ang mga petsa at natitirang kumukulong likido sa isang food processor hanggang makinis. Hayaang lumamig, magdagdag ng tsokolate, at iproseso hanggang sa pinagsama.

d) Paghaluin ang yogurt, Açaí powder, at honey sa isang mangkok hanggang sa pinagsama.

e) Talunin ang mga puti ng itlog sa isang napakalinis at tuyo na mangkok hanggang sa maging puti at matigas ang mga ito. Magdagdag ng 1 kutsarita ng asukal sa niyog at talunin ng isang minuto, idagdag ang natitirang asukal sa niyog at talunin hanggang sa maging makintab ang mga puti ng itlog.

f) Magdagdag ng isang maliit na scoop ng egg white to date mixture upang lumuwag at pagkatapos ay malumanay na tiklupin $1/3$ ng mga puti ng itlog sa pamamagitan ng.

g) Ibuhos ang isang manipis na layer ng chocolate date mixture sa bawat tasa at ilagay sa refrigerator sa loob ng 15 minuto.

h) Samantala, dahan-dahang tiklupin ang natitirang mga puti ng itlog sa pinaghalong Açaí. Hatiin sa mga tasa at ilagay sa refrigerator nang hindi bababa sa isang oras.

i) Ihain sa ibabaw ng mga sariwang blueberry, coconut flakes, nuts, o mga pagpipiliang toppings mo!

79. Açai Chia Pudding

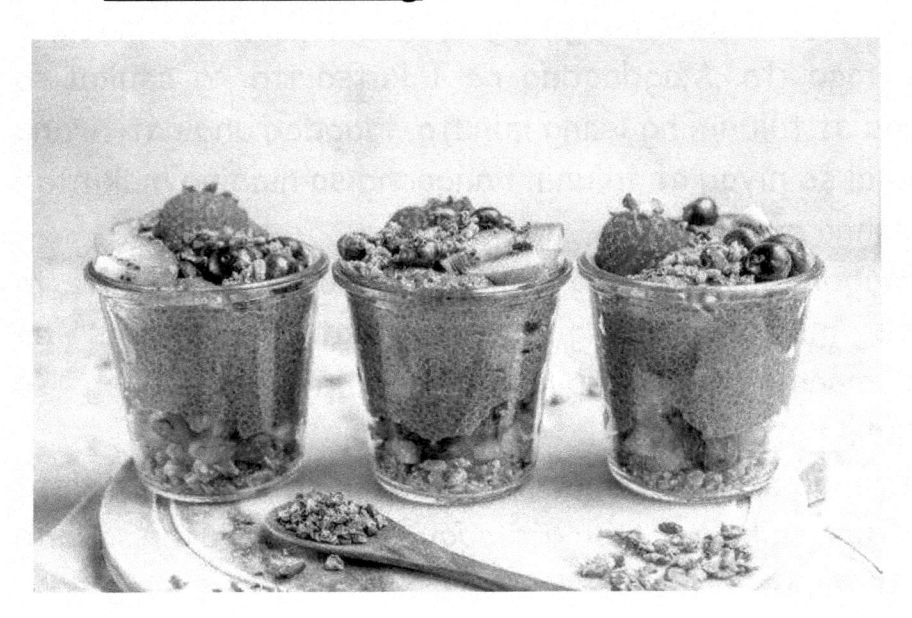

Gumagawa: 4 Servings

MGA INGREDIENTS
- ¾ tasa ng Chia Seeds
- 2 ¾ tasa ng Non-Dairy Milk
- 6–8 Medjool Dates, pitted
- 6 na kutsarang Açai-Maqui Bowl Mix
- ¼ tasa Blueberries, Fresh o Frozen
- Opsyonal na Toppings: Granola, Sariwang Prutas, Cacao Nibs, atbp.

MGA TAGUBILIN
a) Una, idagdag ang pitted Dates at Non-Dairy Milk sa isang high-speed Blender at timpla sa mataas hanggang makinis.

b) Idagdag ang natitirang mga sangkap sa Blender at pulso o timpla nang mahina hanggang sa maayos ang lahat. Hayaang umupo ng 5 minuto, pagkatapos ay timpla muli - ang "pudding" ay dapat na kapansin-pansing mas makapal. Kung wala kang Blender na may mga variable na setting, maaari mo ring ilipat ang lahat sa isang mangkok at ihalo gamit ang kamay.

c) Ilipat ang Chia Pudding sa mga garapon, at iimbak sa refrigerator nang hanggang 5 araw. Nilagyan ko ng layer ang aking Açaí Chia Bowls na may 2 kutsarang Granola + Fruit sa ibaba, at higit pang Fruit, Granola, at Cacao Nibs sa itaas!

80. Goji Beet Coconut Ice Cream

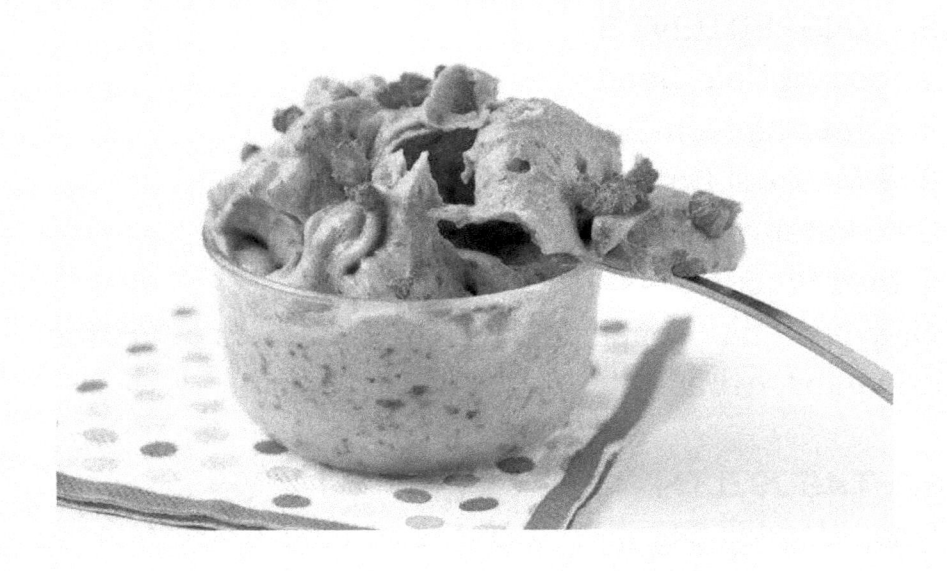

Gumagawa: 4 na servings

MGA INGREDIENTS:
LAYER NG NIYOG:
- 3 tasang hinimay na niyog
- ¼ tasa ng rice malt syrup
- 1 kutsarang gata ng niyog
- 1 kutsarang langis ng niyog

PINK LAYER:
- 3 tasang hinimay na niyog
- ¼ tasa ng rice malt syrup
- 1 kutsarang gata ng niyog
- 1 kutsarang langis ng niyog
- 2 kutsarang Organic Chia Seeds
- ⅓ tasa ng Goji Berries
- 1 kutsarita ng Organic Beetroot Powder

MGA TAGUBILIN:
a) Ilagay ang mga sangkap para sa layer ng niyog sa isang food processor at pulso hanggang sa magkadikit ang timpla. Sa isang may linya na medium square na lata, ikalat ang pinaghalong at ilagay ito sa freezer.

b) Susunod na lumipat sa pink na layer, inilalagay ang mga sangkap para sa layer na ito sa food processor at pumipintig hanggang sa magkadikit ang pinaghalong. Ikalat sa ibabaw ng coconut layer at i-freeze.

c) Pahintulutan ang pagyeyelo nang hindi bababa sa 30 minuto bago gupitin sa mga parisukat.

d) Ibabaw na may karagdagang Goji Berries na ihahain.

81. Berry Frozen Yogurt na Nilagyan ng Goji

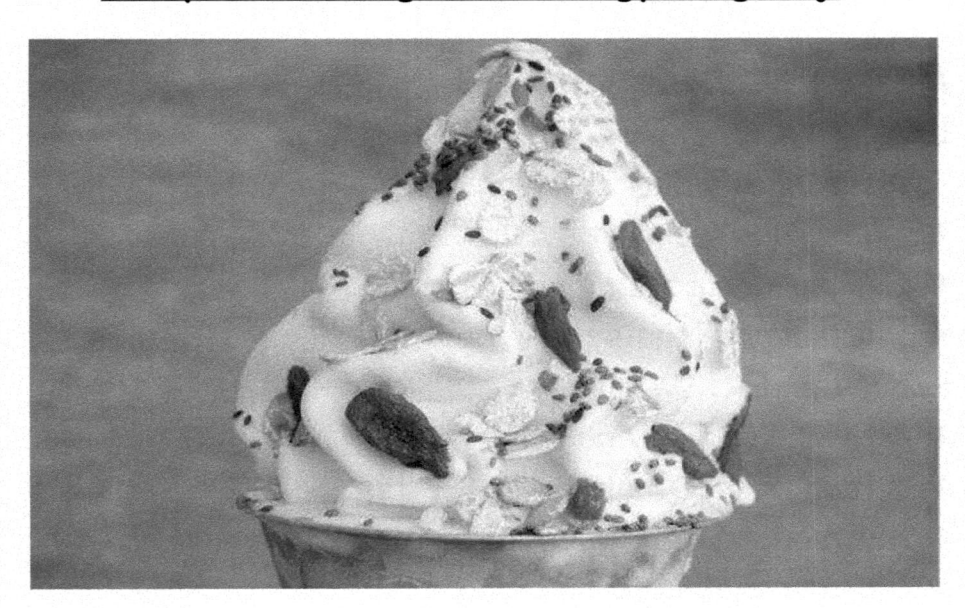

Gumagawa: 4 na servings

MGA INGREDIENTS:
- 2 tasang frozen mixed berries
- Acai powder
- 1 tasang low-fat Greek yogurt
- Mga sariwang blueberries at Goji berries para sa topping

MGA TAGUBILIN:
a) Magdagdag ng halo-halong berries at acai powder sa isang high-speed blender at timpla hanggang ang timpla ay makinis.
b) Ilagay sa isang gumagawa ng ice cream na sumusunod sa mga tagubiling ibinigay at ihain o ihain kaagad pagkatapos ihalo ang mga sangkap kung wala kang gumagawa ng ice cream.
c) Palamutihan ng blueberries at goji berries.

82. Vanilla Goji Berry Ice Cream

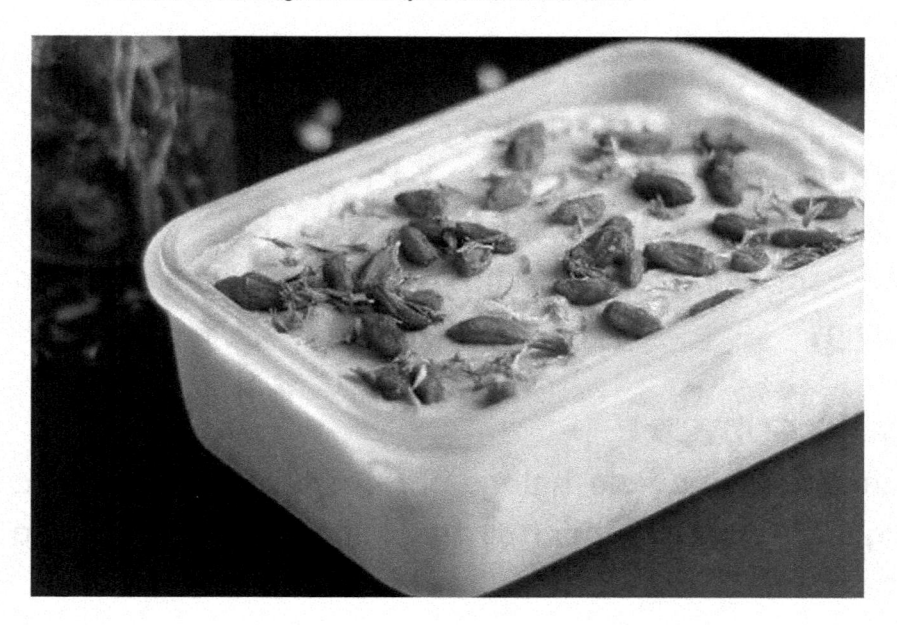

Gumagawa: 4 na servings

MGA INGREDIENTS:
SORBETES:
- ¾ tasa ng hilaw na kasoy, nababad na at sinala
- 6 na kutsarang unsweetened non-dairy milk
- 5 kutsarang maple syrup
- 4 na kutsarang langis ng niyog
- 1 kutsarita purong vanilla extract
- ½ kutsarita raw na giniling na vanilla bean
- ¼ kutsarita ng asin sa dagat

FOLD-INS:
- ¼ tasa ng pinatuyong goji berries
- 1 kutsarang nakakain na pinatuyong asul na cornflower petals

MGA TAGUBILIN:
a) Haluin ang lahat sa isang makinis na timpla sa isang power blender.
b) Ilipat sa isang medium-small glass freezer-proof na lalagyan.
c) Budburan ng goji berries at cornflower petals. I-freeze.

83. Goji, Pistachio, at Lemon Tart

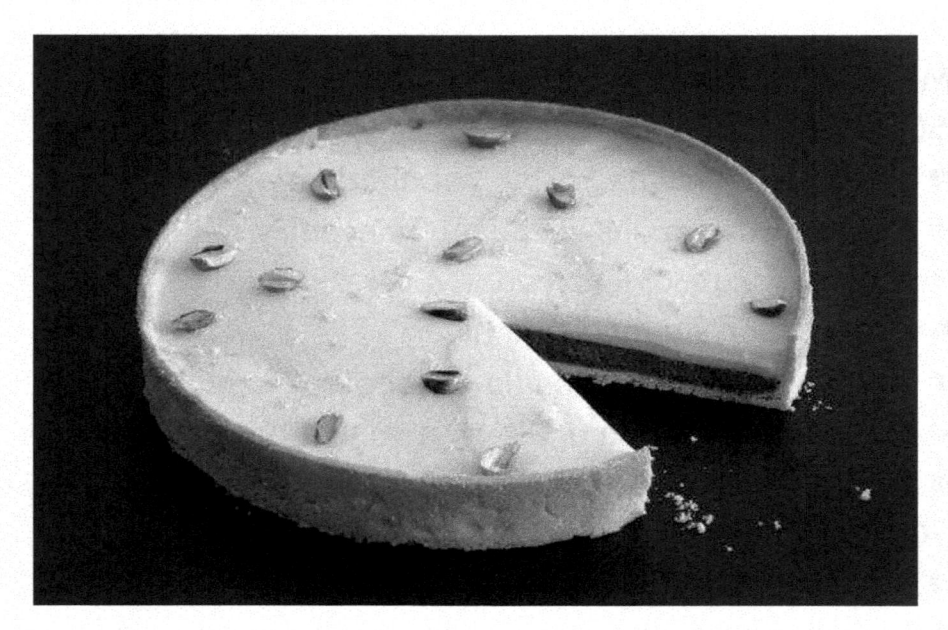

Gumagawa: 12

MGA INGREDIENTS:
PARA SA RAW VEGAN PISTACIO CRUST:
- 1½ tasa ng almond flour o almond meal
- ½ tasang pistachios
- 3 petsa
- 1½ kutsarang langis ng niyog
- ½ kutsarita ng ground cardamom powder
- ⅛ kutsarita ng asin

PAGPUPUNO:
- 1½ tasa ng coconut cream
- 1 tasang lemon juice
- 1 kutsarang gawgaw
- 2 kutsarita ng agar-agar
- ¼ tasa ng maple syrup
- ½ kutsarita ng ground turmeric powder
- 1 kutsarita vanilla extract
- ½ kutsarita ng goji extract

MGA TOPPING:
- isang dakot ng goji berries
- prutas ng dragon
- nakakain na mga bulaklak
- mga pusong tsokolate

MGA TAGUBILIN:
TART SHELL
a) Haluin ang almond flour at pistachios sa isang food processor/blender hanggang sa maging pinong mumo.

b) Idagdag ang natitirang sangkap ng crust at haluing mabuti hanggang sa makakuha ka ng pare-parehong malagkit na timpla.

c) Idagdag ang crust dough sa isang tart tin at ikalat ito nang pantay-pantay sa base.

d) Iwanan upang palamig sa refrigerator, habang inihahanda mo ang pagpuno.

PAGPUPUNO

e) Init ang coconut cream sa isang medium saucepan, haluing mabuti hanggang makinis at magkapantay.

f) Idagdag ang natitirang sangkap ng pagpuno, kabilang ang cornstarch at agar agar.

g) Habang patuloy na hinahalo, pakuluan at lutuin ng ilang minuto hanggang sa magsimula itong lumapot.

h) Kapag lumapot na ang timpla, alisin ito sa apoy at hayaang lumamig ng 10-15 minuto.

i) Pagkatapos ay ibuhos sa ibabaw ng crust at iwanan ito upang ganap na lumamig.

j) Ilagay sa refrigerator sa loob ng ilang oras ng hindi bababa sa, hanggang sa ganap na maitakda ang pagpuno.

k) Palamutihan ng mga goji berry, dragon fruit ball, at nakakain na bulaklak, o gamit ang iyong mga paboritong toppings.

84. Goji Berry Cupcake na may Chocolate Ganache

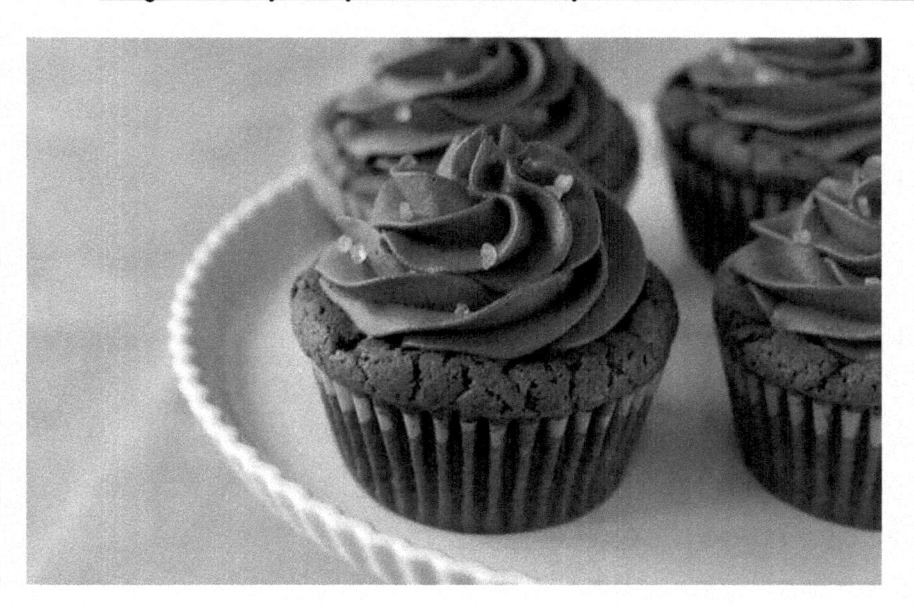

Gumagawa: Mga 30 Cupcake

MGA INGREDIENTS:
- 7 ounces mapait na tsokolate, tinadtad
- 12 ounces unsalted butter
- 2 ¼ tasa ng asukal
- 8 malalaking itlog, temperatura ng silid
- 1 ¼ tasa ng all-purpose na harina
- ¼ tasa ng unsweetened cocoa powder
- 1 ½ kutsarita ng baking powder
- ¼ kutsarita ng Himalayan pink salt
- ¾ tasa ng goji berries, tinadtad
- Chocolate ganache

MGA TAGUBILIN:
a) Painitin ang hurno sa 350 degrees.
b) Maghanda ng mga kawali ng cupcake na may mga liner ng cupcake.
c) Ilagay ang tsokolate sa isang metal na mangkok. Magdagdag ng mantikilya sa tsokolate at ilagay ang mangkok sa isang kawali ng kumukulong tubig. Haluin hanggang matunaw ang tsokolate at magsama ang mantikilya.
d) Alisin mula sa init at ihalo sa asukal. Hayaang lumamig ang timpla sa loob ng 10 minuto. Ibuhos ang timpla sa mangkok ng isang stand mixer at talunin ng 3 minuto.
e) Magdagdag ng isang itlog sa isang pagkakataon, paghahalo para sa 30 segundo sa pagitan ng bawat isa.

f) Salain ang harina, cocoa powder, baking powder, at asin nang magkasama sa isang mangkok. Idagdag sa pinaghalong at talunin hanggang sa timpla.

g) Haluin ang goji berries. I-scoop sa cupcake cups at maghurno ng 25 minuto o hanggang malinis ang isang toothpick. Alisin sa oven at palamig sa wire rack.

h) I-pipe ang ganache sa tuktok ng mga cupcake, pagkatapos ay budburan ng pink na asin.

85. Chocolate Goji Banana Pops

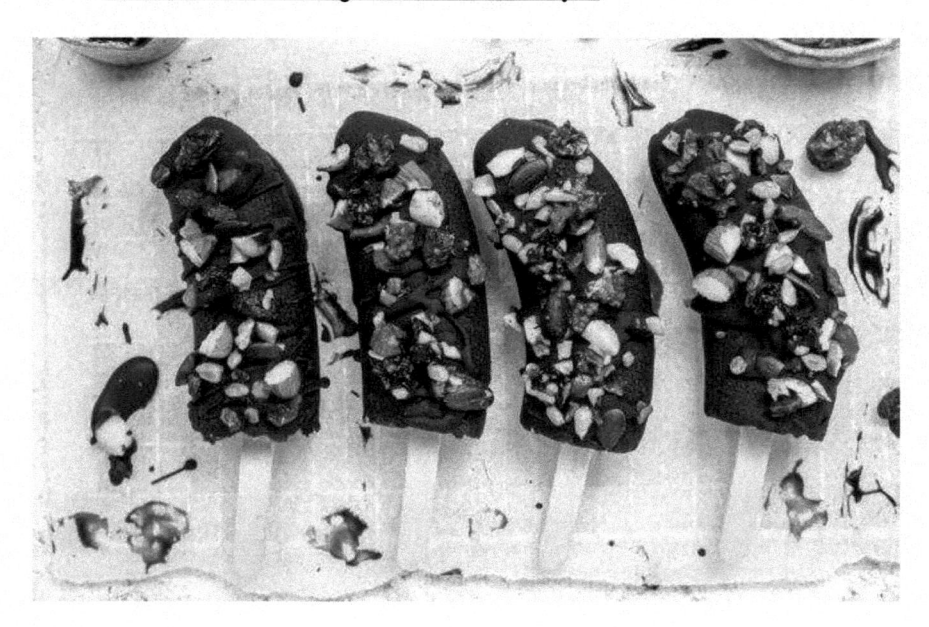

Gumagawa: 6

MGA INGREDIENTS:
- 4 na katamtamang laki ng saging ay binalatan at hiniwa sa kalahating crosswise
- popsicle sticks
- 1 ½ tasa ng dark chocolate chips/buttons
- ¼ kutsarita ng langis ng niyog

MGA TOPPING
- Toasted Muesli at pumpkin seeds
- Goji Berries at diced dried apricots
- I-freeze ang Dried Pomegranate Aril at coconut chips
- Tinadtad na pistachio nuts at slivered almonds
- Mga hiniwang almendras at tinadtad na niyog
- Puffs ng quinoa

MGA TAGUBILIN:

a) Ilagay ang mga chocolate chips/button na may langis ng niyog sa isang mangkok na ligtas sa microwave at painitin nang hindi bababa sa 15 segundong pagitan sa medium power- haluin sa pagitan ng bawat isa hanggang sa matunaw.

b) Gumamit ng malapad na mug upang masakop ng tinunaw na tsokolate ang hindi bababa sa $\frac{3}{4}$ ng haba ng saging kapag ito ay isinawsaw sa tsokolate.

c) Ikalat ang bawat topping sa isang flat tray at igulong ang saging na natatakpan ng tsokolate sa napiling topping. Ilagay sa isang hiwalay na maliit na tray na may wax paper.

d) Ulitin ang proseso para sa iba pang mga toppings pagkatapos ay ilagay ang mga ito sa freezer nang hindi bababa sa 30 minuto o hanggang sa tumigas ang patong. Ihain nang malamig.

86. Açaí Berry Pie

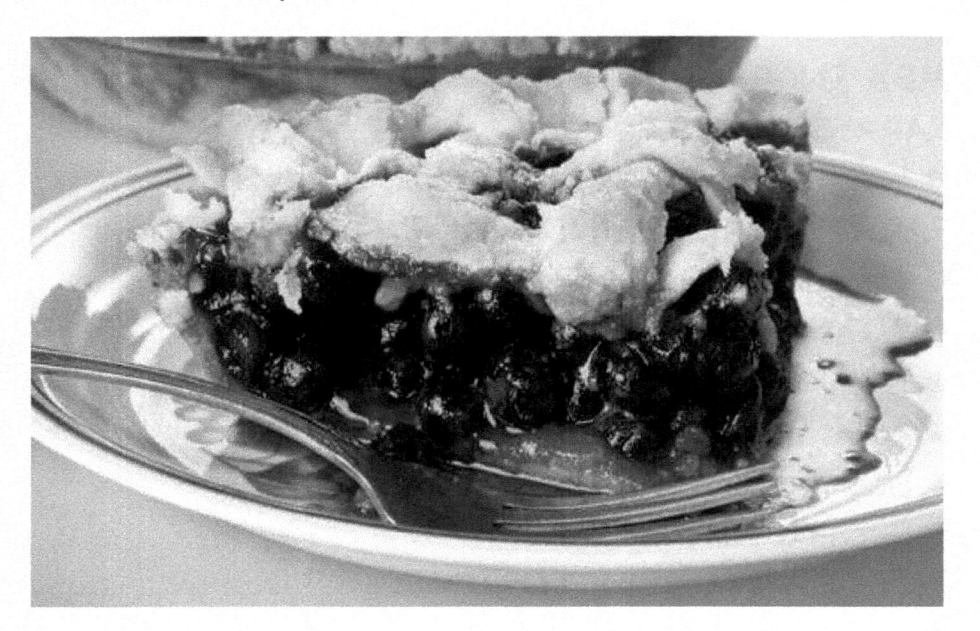

Gumagawa: 4 Servings

MGA INGREDIENTS
PARA SA CRUST:
- 1 Gluten Free Pie Crust

PARA SA PAGPUPUNO:
- ½ tasang Açaí Puree
- 3 Tasang Frozen Mixed Berries
- 1-2 kutsarang Langis ng niyog
- Kurutin ang Ground Ginger
- Dash ng Cinnamon
- Dash ng Vanilla

PARA SA CRUMBLE TOPPING:
- 2 Tasang Gluten Free Oats
- ½ tasang tinunaw na Langis ng niyog
- Dash ng Sea Salt
- Dash Cinnamon
- Opsyonal: Maliit na dakot ng tinadtad na mani at buto

MGA TAGUBILIN:
a) Painitin muna ang oven sa 350° F. Para Gumawa ng Pagpuno: Sa isang blender, pagsamahin ang Açaí Puree, frozen mixed berries, at opsyonal na luya o cinnamon.

b) Haluin hanggang makinis at pinagsama. Sa isang mangkok, idagdag ang natitirang mga berry at pagkatapos ay idagdag ang iyong pinaghalong timpla. Haluin upang pagsamahin. Ibuhos ang halo sa iyong pie crust, at pantay na pakinisin ang pinaghalong.

c) Sa itaas, pantay na ipamahagi ang maliliit na dollops ng langis ng niyog.

d) Itaas na may crumble mixture. Para Gumawa ng Crumble: Sa isang mangkok, pagsamahin ang lahat ng sangkap.

e) Tiyaking natatakpan ang lahat ng oats. Mag-scoop sa ibabaw ng pie filling, at dahan-dahang tapikin. Maghurno sa 350 ° F sa loob ng 30 minuto, o hanggang sa ginintuang kayumanggi.

f) Payagan ang paglamig bago ihain. Subukang magdagdag ng scoop ng Açai Sorbet para gawin itong a la mode.

87. Açaí Banana Bread

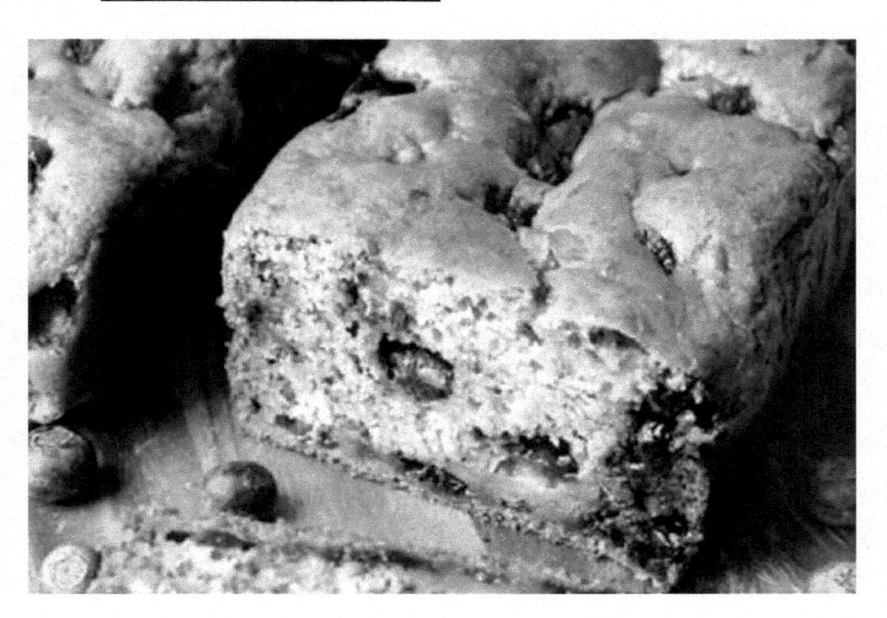

Gumagawa: 6 Servings

MGA INGREDIENTS
- Açaí Puree
- ½ tasang Vegan Butter
- 1 tasang Vegan Sugar
- 3 Extra Large Hinog na Saging
- 2 Katumbas na Pagpapalit ng Itlog
- ½ kutsarita ng Vanilla
- ½ kutsarita ng Lemon Juice
- 1 ½ tasang Unbleached Flour
- 1 ½ kutsarang Mainit na Tubig

MGA TAGUBILIN:
a) Painitin ang oven sa 350 degrees.
b) Upang maghanda, mantikilya ang isang karaniwang kawali ng tinapay, i-mash ang mga saging hanggang makinis na may kaunting tipak, at paghiwalayin ang mga puti at pula ng itlog sa dalawang magkaibang mangkok.
c) Pagsamahin ang mantikilya at asukal sa isang malaking mangkok. Magdagdag ng saging, egg yolks, vanilla, lemon juice, at baking soda at ihalo nang maigi pagkatapos ay ihalo ang harina hanggang sa pagsamahin lamang.
d) Talunin ang mga puti ng itlog hanggang sa matigas, pagkatapos ay dahan-dahang tiklupin sa batter hanggang sa maghalo. Panghuli, ihalo sa mainit na tubig.
e) Ibuhos ang kalahati ng batter sa iyong loaf pan, idagdag ang Açaí pack para makagawa ng mid-layer,

pagkatapos ay ibuhos ang natitirang batter para mapuno.

f) Gamit ang wood skewer o iba pang katulad na hugis na aparato, dahan-dahang pukawin ang batter sa isang pabilog na galaw upang gawing umiikot ang Açaí.

g) Maghurno ng humigit-kumulang 45 minuto o hanggang sa lumabas na malinis ang isang toothpick na ipinasok sa gitna.

h) Hayaang lumamig ng 15 minuto o higit pa at ihain.

88. Raw Açaí Brownies

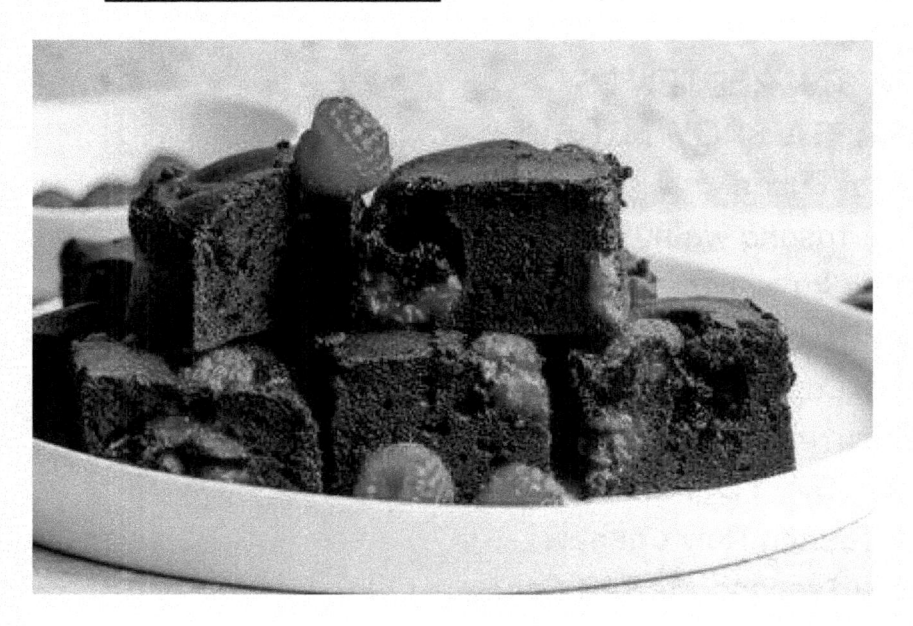

Gumagawa: 6 Servings

MGA INGREDIENTS
PARA SA BROWNIES:
- Açaí Puree
- 1 ½ tasang walnut
- 6 na kutsarang Vegan Cacao Powder1
- ½ kutsarita ng Vanilla
- 2 ½ Cup Pitted Dates
- Kurutin ang Himalayan Sea Salt

PARA SA TOPPING:
- ¾ Tasang Raw Cashew
- 2 kutsarang Melted Coconut Oil
- 3 kutsarang Maple Syrup
- Açaí Puree
- Frozen Mixed Berries

MGA TAGUBILIN:
a) Pagsamahin ang Açaí Puree, date, walnuts, cacao, vanilla, at asin sa isang food processor. Iproseso hanggang makinis. pag-scrap pababa sa mga gilid kung kinakailangan. Bahagyang grasa ang isang 8 x 8 baking pan na may langis ng niyog o gumamit ng parchment paper.

b) Ilipat ang kuwarta sa kawali at pindutin nang mahigpit hanggang sa pantay na ipinamahagi. Ilagay sa refrigerator nang hindi bababa sa dalawang oras.

c) Para sa Topping: Sa isang food processor, mabilis na pulso ang mga hilaw na kasoy, maple o pulot, Açaí, at langis ng niyog.

d) Magdagdag ng isang pakurot ng asin kung gusto mo at isang dakot ng frozen mixed berries. Kapag ang brownies ay tumigas sa refrigerator sa loob ng halos dalawang oras, lagyan ng frosting at ibalik ang mga ito sa refrigerator para sa isa o dalawang oras.

e) Gupitin at ihain.

SUPERFOOD DRINKS

89. Minty Açaí Cocktail

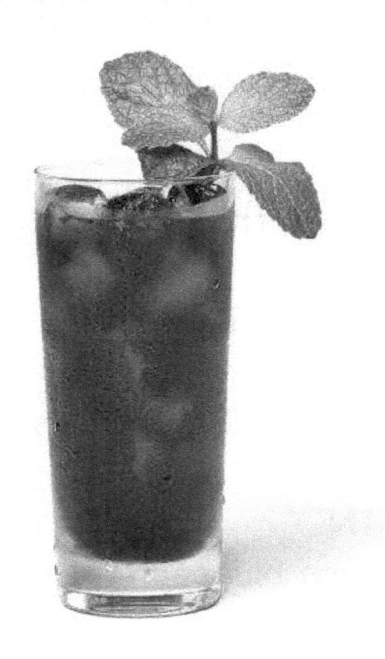

Gumagawa: 2 Servings

MGA INGREDIENTS
- 10 oz ng Açaí Juice
- 2 oz Vodka
- ¼ tasa Blueberries, frozen
- 1 sanga ng Mint
- Juice mula sa ½ isang Lemon
- yelo
- Isang dakot ng Fresh Blueberries

MGA TAGUBILIN
a) Ilagay ang frozen blueberries, mint, at lemon juice sa isang shaker.
b) Gulungin ang mga sangkap.
c) Magdagdag ng vodka, yelo, at Açaí Juice.
d) Iling ng 20 segundo.
e) Ibuhos sa isang salaan ang mga baso na may yelo.
f) Itaas na may karagdagang sariwang blueberries, lemon, at mint.

90. Bourbon Açaí Cocktail

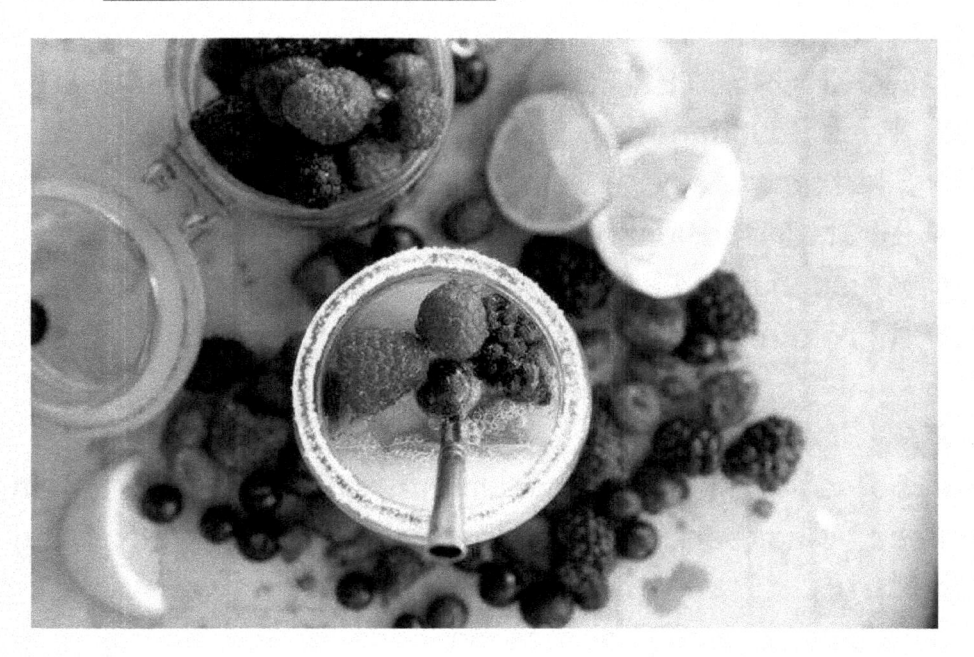

Ginagawa: 1 Paghahain

MGA INGREDIENTS
- 2 ans Bourbon
- 1 kutsarang Fresh Lemon Juice
- 2 kutsarita Blackberry Simple Syrup
- ⅓ tasa inuming enerhiya
- 5 Frozen Blackberry

MGA TAGUBILIN
a) Sa isang shaker, pagsamahin ang bourbon, lemon juice, blackberry syrup, Energy drink, at yelo. Iling mabuti.

b) Salain sa isang mataas na baso sa ibabaw ng mga frozen na berry at palamutihan ng mint, kung ninanais.

91. Strawberry Açaí Rosé Spritzer

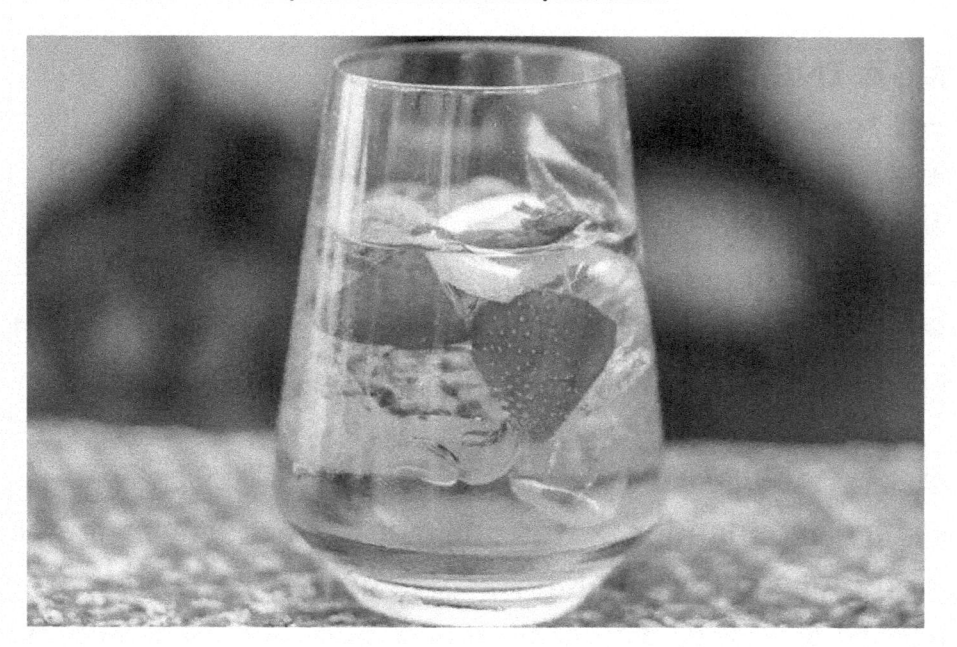

Gumagawa: 2

MGA INGREDIENTS
- 1 tasang strawberry
- ½ Lemon, tinadtad
- 8 oz Rosé
- 6 oz na Energy Drink
- Para sa Palamuti: Strawberries, Lemon Slices, Mint Leaves

MGA TAGUBILIN
a) Sa isang blender, katas ang mga strawberry at lemon juice hanggang sa makinis.
b) Para sa bawat spritzer, magdagdag ng 3 kutsara ng strawberry puree at rosé sa isang baso.
c) Magdagdag ng ice cubes at itaas ang Energy Drink. Haluin muli.
d) Palamutihan ng strawberry, mga hiwa ng lemon, at sariwang mint...at magsaya!

92. Blue Martini Açaí Cocktail

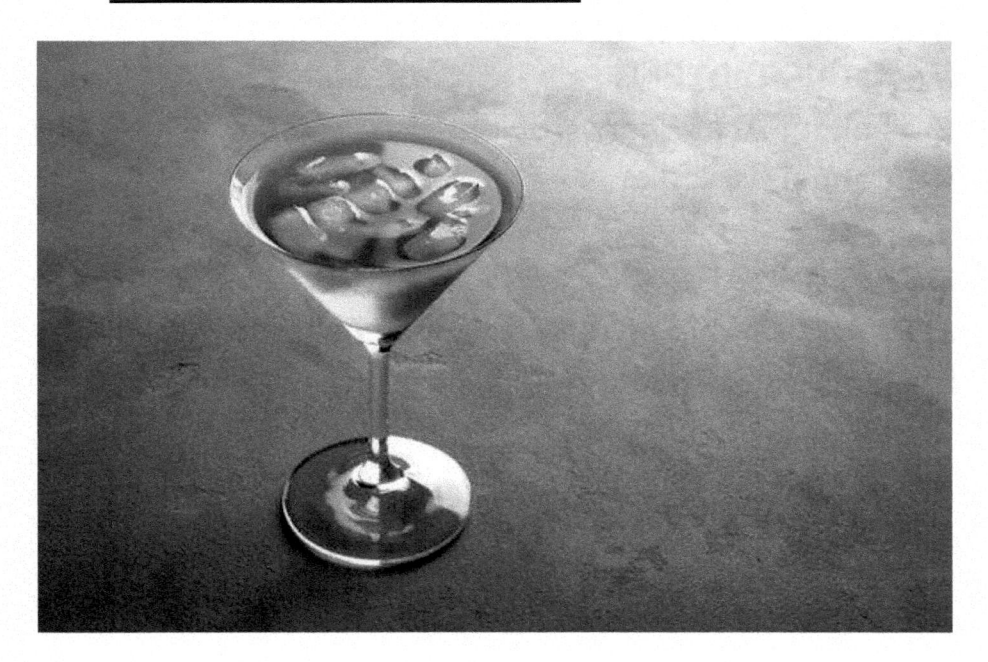

Ginagawa: 1 Paghahain

MGA INGREDIENTS
- 1 bahagi Açaí Energy drink
- 1 bahagi ng vodka

MGA TAGUBILIN
a) Ibuhos sa yelo at iling sa isang shaker.
b) Salain sa isang martini glass.

93. Caipirinha Açaí Cocktail

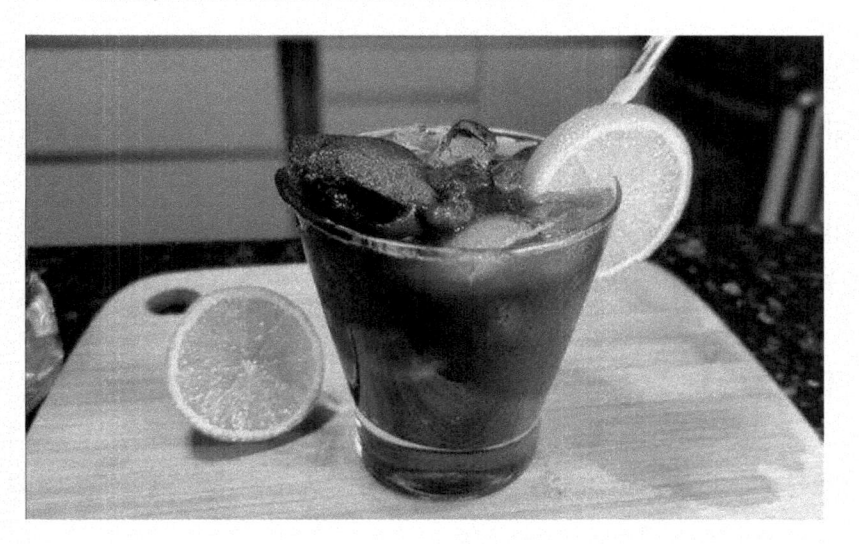

Ginagawa: 1 Paghahain

MGA INGREDIENTS
- 2 bahagi Açaí energy drink
- 1 bahagi ng Cachaça
- ½ lime wedges
- 1 kutsarita ng Hilaw na Asukal

MGA TAGUBILIN
a) Ilagay ang dayap sa ilalim ng iyong shaker, at ibuhos ang cachaça, Amazon Energy, asukal, at isang masustansyang dakot ng yelo.
b) Iling at ihain sa isang baso na nilagyan ng kaunting asukal.

94. Ginger Açaí Cocktail

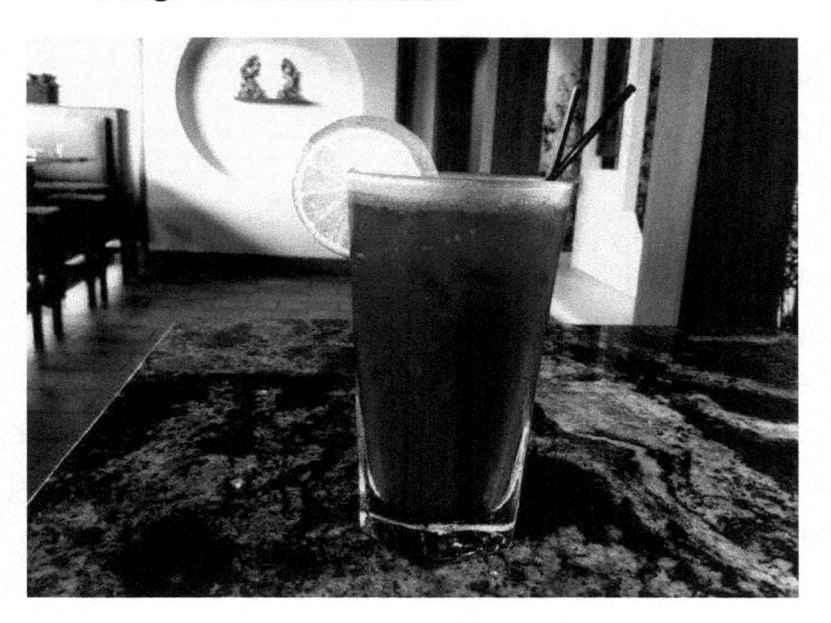

Ginagawa: 1 Paghahain

MGA INGREDIENTS
- 1 lata Açaí energy drink
- Luyang alak

MGA TAGUBILIN
a) Ibuhos muna ang ginger beer sa baso, at magdagdag ng Açaí energy drink sa panlasa
b) Koleksyon ng mga inuming enerhiya ng amazon Uminom ng inumin Produkto orihinal na inuming enerhiya ng Açaí Uri ng inumin

95. Açaí Gin at Tonics

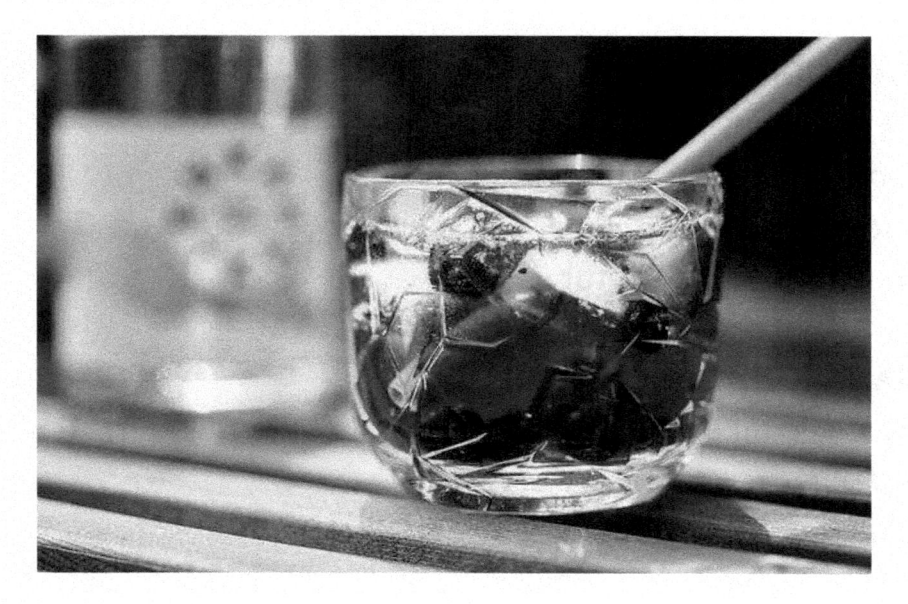

Ginagawa: 1 Cocktail

MGA INGREDIENTS
- 2½ onsa gin
- 1-onsa katas ng kalamansi
- 1 kutsarita ng organic Açaí powder
- 5 ounces tonic na tubig

MGA TAGUBILIN
a) Sa cocktail shaker idagdag ang gin, lime juice, at Açaí powder.
b) Iling ng 30 segundo gamit ang yelo.
c) Punan ng yelo ang dalawang maliit na baso at salain ang pinaghalong gin at kalamansi sa ibabaw.
d) Ibabaw ng tonic na tubig at palamutihan ng isang lilang bulaklak. Kung gumagamit ng tuyong yelo, magdagdag ng isang piraso sa cocktail bago ihain.

96. Raspberry, Riesling, at Açaí Cocktail

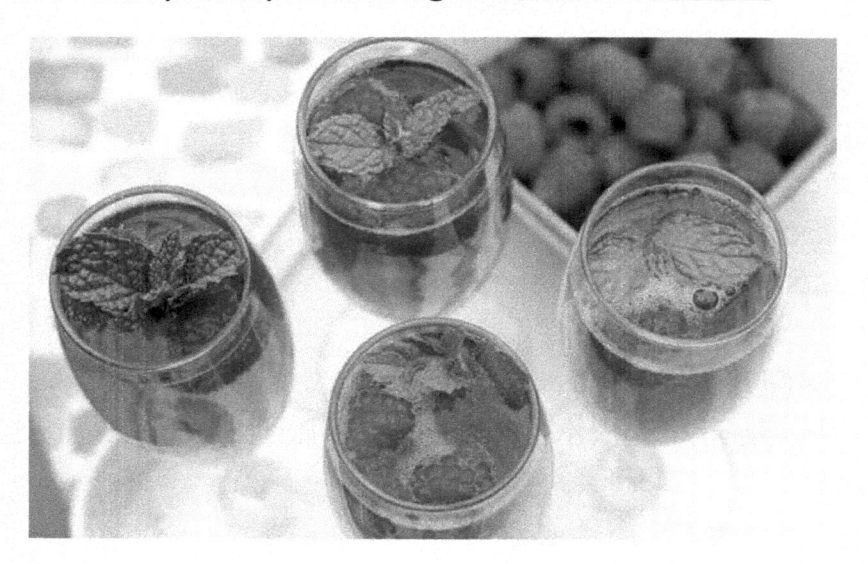

Gumagawa: 1

MGA INGREDIENTS
- 1 bahagi ng Raspberry Açaí Juice
- 1 bahagi Riesling
- Club Soda
- Mga sariwang strawberry, hiniwa

MGA TAGUBILIN
a) Magdagdag ng pantay na bahagi ng Raspberry Açaí at Riesling.
b) Itaas na may club soda.
c) Palamutihan ng mga sariwang strawberry.

97. Cherry Vanilla Smoothie

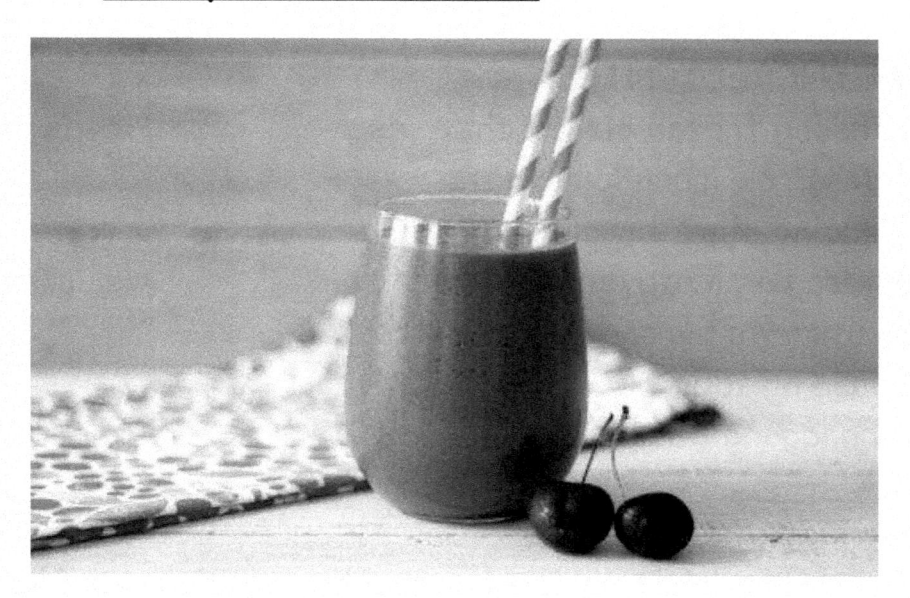

Gumagawa: 2

MGA INGREDIENTS:
- 1 tasang frozen pitted cherries
- ¼ tasa raw macadamia nuts
- ½ saging, hiwa-hiwain
- ¼ tasa ng pinatuyong goji berries
- 1 kutsarita purong vanilla extract
- 1 tasa ng tubig
- 6 hanggang 8 ice cubes

MGA TAGUBILIN:
a) Ilagay ang lahat ng sangkap maliban sa ice cream sa isang blender at iproseso hanggang makinis at mag-atas.

b) Idagdag ang yelo at iproseso muli. Uminom ng malamig na yelo.

98. Goji at Chia Strawberry Smoothie

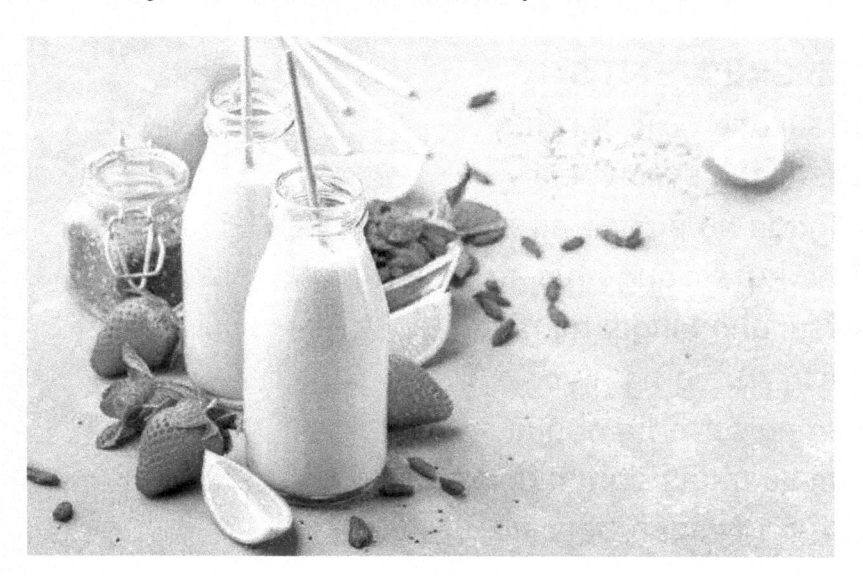

Gumagawa: 2

MGA INGREDIENTS:
- 1 kutsarang goji berries
- 1 kutsarang strawberry
- 1-pulgada na piraso ng cinnamon stick
- 2-4 na kutsarang chia seeds
- 1 kutsarang langis ng niyog
- 16 onsa. tubig ng niyog
- ⅓ tasa ng buto ng abaka
- 2-3 malalaking dahon ng kale
- 1 tasa ng frozen berries
- ½ frozen na saging

MGA TAGUBILIN:
a) Ilagay ang goji berries, cinnamon, at chia seeds sa iyong blender at magdagdag ng sapat na tubig ng niyog upang masakop ng mabuti. Iwanan upang magbabad ng halos 10 minuto.

b) Ilagay ang natitirang tubig ng niyog at mga sangkap sa blender at iproseso sa naaangkop na setting ng Smoothie, pagdaragdag ng karagdagang likido para sa nais na pagkakapare-pareho.

99. Pinaghalong Goji Berry Smoothie

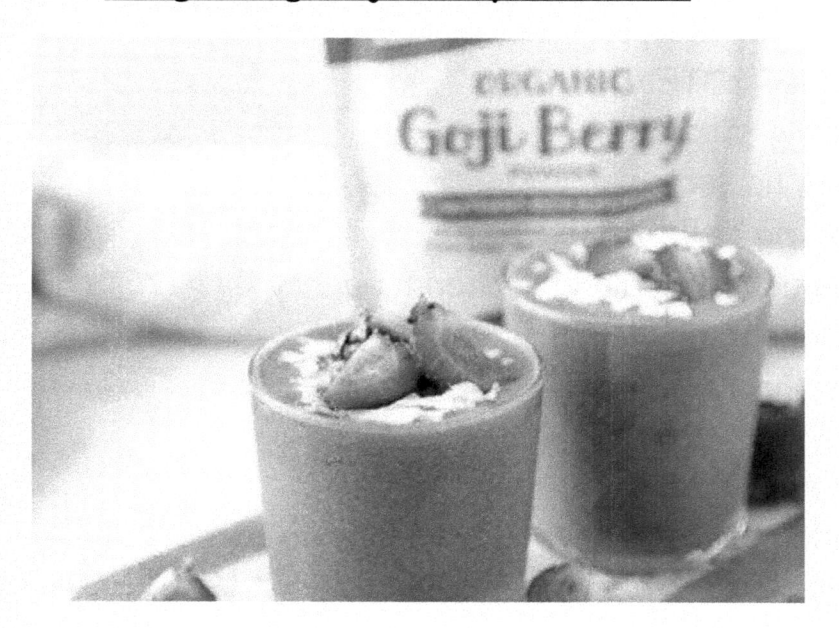

Gumagawa: 2

MGA INGREDIENTS:
- 2 tasang strawberry
- 1 hinog na saging
- $\frac{1}{4}$ tasa ng goji berries
- 1 tasa ng pinaghalong frozen na berry
- 1-inch knob ng ugat ng luya
- $\frac{1}{4}$ tasa ng tubig ng niyog

MGA TAGUBILIN:
a) Idagdag ang lahat ng mga sangkap sa blender.
b) Palamutihan ng ginutay-gutay na niyog at strawberry.

100. Goji, mangga at baobab smoothie

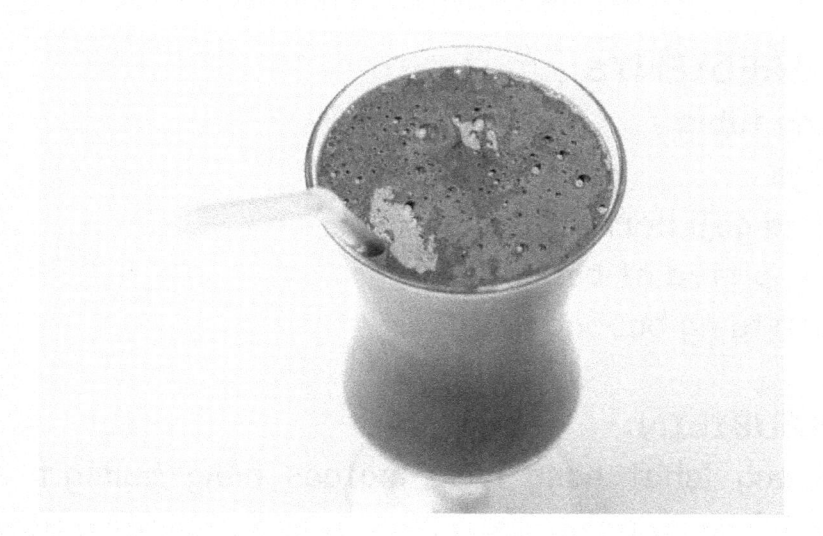

Gumagawa: 3 tasa

MGA INGREDIENTS:
- 2 tasang tubig
- 1 mangga
- ¼ tasa ng goji berries
- 5 petsa, pitted at babad
- 2 kutsarita ng baobab powder

MGA TAGUBILIN:
a) Haluin ang lahat nang nasa mataas nang humigit-kumulang 30 segundo sa isang high-speed blender o 60 segundo sa isang regular na blender.

KONGKLUSYON

Binabati kita, naabot mo na ang dulo ng La cucina Sobrangpagkain ! Umaasa kami na nasiyahan ka sa pagtuklas ng hindi kapani-paniwalang kapangyarihan ng mga superfood at nakahanap ka ng maraming inspirasyon para sa pagsasama ng mga pagkaing ito na masusustansyang siksik sa iyong pang-araw-araw na pagluluto.

Alam namin na ang pagluluto gamit ang mga superfood ay maaaring maging isang bagong karanasan para sa ilan, ngunit umaasa kaming ipinakita sa iyo ng cookbook na ito kung gaano ito kadali at kasarap. Isa ka mang batikang propesyonal o mausisa na baguhan, ang pagsasama ng mga superfood sa iyong pagluluto ay isang kamangha-manghang paraan upang mapabuti ang iyong kalusugan at kagalingan.

Tandaan, ang susi sa matagumpay na pagluluto ng superfood ay ang pumili ng mga de-kalidad na sangkap, sundin nang mabuti ang mga recipe, at mag-eksperimento sa iba't ibang lasa at texture upang lumikha ng sarili mong mga natatanging pagkain.

At kung nasiyahan ka sa cookbook na ito, siguraduhing suriin

Ingram Content Group UK Ltd.
Milton Keynes UK
UKHW020721180723
425342UK00014B/563